心理励志文丛 │ 为心「疗伤」

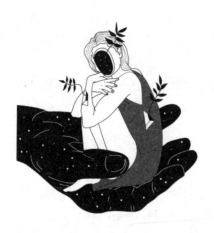

U0197791

开给自己^的
心理处方

唤醒优秀的我

孙朔南／主编

团结出版社
UNITY PRESS

图书在版编目（CIP）数据

开给自己的心理处方，唤醒优秀的我 / 孙朔南主编
. —北京：团结出版社，2019.1
ISBN 978-7-5126-6597-2

Ⅰ．①开… Ⅱ．①孙… Ⅲ．①心理健康-通俗读物
Ⅳ．①R395. 6-49

中国版本图书馆 CIP 数据核字（2018）第 206858 号

出版：团结出版社
（北京市东城区东皇根南街 84 号　邮编：100006）
电话：(010)65228880　65244790(出版社)
　　　　(010)65238766　65113874　65133603(发行部)
　　　　(010)65133603(邮购)
网址：http：//www. tjpress. com
E-mall：65244790@ 163. com(出版社)
　　　　fx65133603@ 163. com(发行部邮购)
经销：全国新华书店
印刷：三河市金轩印务有限公司

开本：640 毫米×920 毫米　16 开
印张：15
印数：5000 册
字数：200 千字
版次：2019 年 1 月第 1 版
印次：2019 年 1 月第 1 次印刷

书号：978-7-5126-6597-2
定价：39. 80 元

前言

Preface

　　科技在迅速发展，人口在不断增长，我们的生活压力也随之增加，稍不留神，我们就可能被时代甩在了身后。面对如此大的压力，有人选择逃避，不作为；有人选择勇敢面对，提升自己，让自己变得优秀。

　　选择前者的人不在少数，他们浑浑噩噩地度过一生，最终一无所获。不去感受什么是快乐，什么是幸福。不去付出，体味不到付出后得到的甘甜；不去尝试，感受不到无数次失败后的成功。不知道什么叫酣畅淋漓，什么叫痛并快乐，逃避一切艰难险阻，白白浪费一生的美妙时光。如果这样做，就和懦夫无异。他们体会不到人生的乐趣，生活就如一杯白开水。他们有一些共同的特点，往往自以为是，自命清高。

　　因此，我们要努力改变自己的颓废现状，唤醒一个优秀的自己。让自己变得优秀可以是多方面的，并不仅仅是外在的成绩，我们可以从心态、心性、情绪、思维等方面改变自己。将自己调试到一个最好的心态，不安于现状，得过且过，做一个乐观主义者，自信、自强。拥有一个良好的心性，学会宽容，不嫉妒，在困难中，就算再艰难也要砥砺前行；管理好自己的情绪，拒绝不良情绪；学会多方面发动自己的思维，开发自己的创造力。

在职场中，我们要用自己的知识和思维去为自己争夺应得的利益，学会推销自己，做事高效，选择既定的目标，各个击破；在婚恋中，我们要学会幽默，懂得关心对方，学会使用甜言蜜语，急对方所急、想对方所想，提升自己的幸福感受力。

能做到以上，"优秀的我"就已经被我们唤醒了，尽管很难，但只要努力去做，就一定能做到。

本书就从心态、心性、情绪、思维等精神层面，职场、婚恋等生活层面去为读者朋友开具"心理处方"，希望读者朋友能在阅读本书的过程中，找到自身的"弊病"，根据"心理处方"，给自己一剂"良药"，最终活出自己的精彩。若能如此，本书也就完成了它的使命。

目 录

Contents

第二篇　心性诊疗篇

第三篇　情绪诊疗篇

第四篇　思维诊疗篇

第五篇　职场诊疗篇

第六篇　婚恋诊疗篇

第七篇　人生疗愈篇

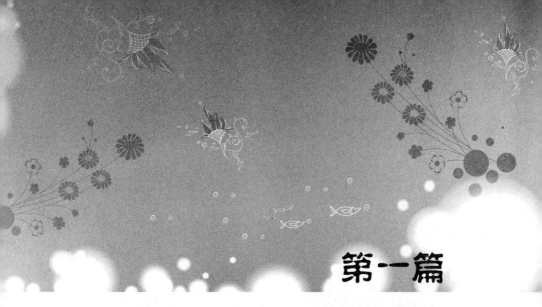

第一篇
心态诊疗篇

得过且过的心态要不得

有的人想做大事，却漫无目标，得过且过。这样的人肯定会有很多局限性而无法超越自我，难有大的突破和进展。实际上，凡是有得过且过心态的人，无不是给自己立了一堵墙，并忘我地在围墙之内沉醉。殊不知，这是在浪费生命。

在古希腊，有两个同村的人，为了比高低，打赌看谁走得离家最远。于是，他们同时却不同道地骑着马出发了。

一个人走了 13 天之后，心想："我还是停下来吧，因为我已经走了很远了，他肯定没有我走得远。"于是，他停了下来，休息了几天，调转马头返回家乡，重新开始他的农耕生活。

而另外一个人走了 7 年却没回来，人们都以为这个傻瓜为了一场没有必要的打赌而丢了性命。

有一天，一支浩浩荡荡的队伍向村里开来，村里的人不知发生了什么大事。当队伍临近时，村里有人惊喜地叫道："那不是克尔威逊吗？"消失了 7 年的克尔威逊已经成了军中统帅。

他下马后，向村里人致意，然后说："鲁尔呢？我要谢谢他，因为那个赌让我有了今天。"鲁尔羞愧地说："祝贺你，好伙伴。我至今还是农夫！"

得过且过的心态只能使你差人一等。一些积极向上、有目标计划、能克服消极心态的人，一定会不顾艰辛，坚持不懈地向前迈进，他们从来不会说"将就过"这类的话。一些人经常对他人说："只要能维持现状就好了！""只要不饿肚子就行了！""只要不被撤职就够了！"这种青年无异于承认自己是堕落的。他们已经脱离了世人的生活，根本不会去想着怎么改变这种现状。打起精神来吧！尽管这样未必能使你立刻有所收获，或得到物质上的安慰，但它能够充实你的生活，使你获得无限的乐趣。

在美国西部，有个天然的大洞穴，它的美丽和壮观出乎人们的想象。但这个大洞穴一直没有被人发现，没有人知道它的存在。有一天，一个牧童偶然发现洞穴的入口。从此，新墨西哥州的绿巴洞穴成为世界闻名的胜地。

科学研究表明，我们每个人约有 140 亿个脑细胞，而一个人只利用了肉体和心智能源的极小部分。若与人的潜力相比，我们只处于半醒状态，还有许多未发现的"绿巴洞穴"。正如美国诗人惠特曼诗中所说：

我，我要比我想象的更大、更美

在我的，在我的体内

我竟不知道包含这么多美丽

这么多动人之处……

    人是万物的灵长，是宇宙的智慧，我们每个人都具有光扬生命的本能。为"生命本能"效力的就是人体内的创造机能，它能创造人间的奇迹，也能创造最好的你。

    我们每个人心中都有一幅"心理蓝图"或一幅自画像，有人称它为"自我心像"。自我心像有如电脑程序，直接影响它的运作结果。如果你的心像是做最好的你，那么你就会在你内心的"荧光屏"上看到一个踌躇满志、不断进取的自我。同时，还会经常听到"我做得很好，我以后还会做得更好"之类的信息，这样你注定会成就一个最好的你。

    美国哲学家爱默生说："人的一生正如他一天中所设想的那样，你怎样想象，怎样期待，就有怎样的人生。"美国钢铁大王安德鲁·卡内基就是一个能充分发挥自己创造机能的楷模。他12岁时由苏格兰移居美国，最初在一家纺织厂当工人。当时，他的目标是"做全工厂最出色的工人"，因为他经常这样想，这样做，最后果真成为全工厂最优秀的工人。后来命运又安排他当邮递员，他想的是"怎样做全美最杰出的邮递员"，结果他的这一目标也实现了。

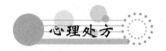
心理处方

    无论做什么事，打不起精神来就不能克服消极心态。

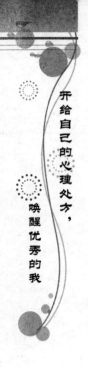

你必须全神贯注，竭尽全力。一个人如能如此坚决，那他的收获一定不会是仅够"填饱肚子"的。那辉煌的大事，绝非仅欲"填饱肚子"以及做事"得过且过"的人所能完成的，只有那些意志坚决、不辞辛苦、十分热心的人才能完成，才能在心灵深处唤醒优秀的自己，最终成就自己。

别让自己成为一座孤岛

一个人的成功离不开交际，而交际活动的基础就是合群。合群就是与别人合得来。合群作为一种性格特征，具有既能够接受别人，同时也能被人接受的社会适应性特点。合群的人乐于与人交往，他们不封闭自己，愿意向别人敞开自己的心扉。同时，合群的人往往是善解人意、热情友好的，他们在与人相处时，正面的态度（如尊敬、信任、喜悦等）多于反面的态度（如仇恨、嫉妒、怀疑等）。因此，他们能建立和谐的人际关系，有较多的知心朋友。

但是，生活中也确实常有些人过于自我封闭，他们或自命清高，不善于交往；或过于自卑，缺乏积极参加交际活动的勇气，总以为别人瞧不起自己，因而孤僻内向。最终让自己成了一座孤岛。

心理学家指出，这种自我封闭的性格有碍于建立和谐的人际关系，因而不适应现代社会生活的需要，同时还会使人在心理上缺乏安全感和归属感，形成孤独感，也有碍于人的身心健康。

一些人总是为自己筑起一道特别的"篱笆墙"，别人走不进来，自己也走不出去。这道看不见的篱笆墙就是自我封闭。可想而知，自我封闭这堵墙只会让自己本来姹紫嫣红的世界日益荒芜。

每个人心中都有一座美丽的大花园，如果我们愿意让别人在此种植快乐，同时也让这份快乐滋润自己，那么我们心灵的花园就永远不会荒芜。

罗曼太太是美国的一位贵妇人，她在亚特兰大城外修了一座花园。花园又大又美，吸引了许多游客，游客们毫无顾忌地跑到罗曼太太的花园里玩耍。

年轻人在绿草如茵的草坪上跳起了欢快的舞蹈；小孩子扎进花丛中捕捉蝴蝶；老人坐在池塘边垂钓；恋人甚至在花园当中支起了帐篷，打算在此度过他们浪漫的盛夏之夜。罗曼太太站在窗前，看着这群快乐得忘乎所以的人们，看着他们在属于她的园子里尽情地唱歌、跳舞、欢笑，她非常生气，就叫仆人在园门外挂了一块牌子，上面写着："私人花园，未经允许，请勿入内。"可是这样做并不管用，那些人还是成群结队地走进花园。罗曼太太只好让她的仆人前去阻拦，结果发生了争执，有人竟拆走了花园的篱笆墙。

后来罗曼太太想出了一个绝妙的主意，她让仆人把园门外的那块牌子取下来，换上了一块新牌子，上面写着："欢迎你们来此游玩。为了安全起见，本园的主人特别提醒大家：花园的草丛中有一种毒蛇，如果哪位不慎被蛇咬伤，请在半小时内采取紧急救治措施，否则性命难保。最后告诉大家，离此地最近的一家医院在威尔镇，驱车大约30分钟即到。"

这真是一个绝妙的主意，那些贪玩的游客看了这块牌子后，对这座美丽的花园望而却步了。可是几年后，有人再到罗曼太太

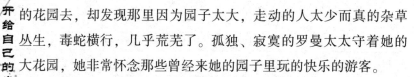

的花园去，却发现那里因为园子太大，走动的人太少而真的杂草丛生，毒蛇横行，几乎荒芜了。孤独、寂寞的罗曼太太守着她的大花园，她非常怀念那些曾经来她的园子里玩的快乐的游客。

篱笆墙是农家用来把房子四周的空地围起来的类似栅栏的东西，有的上面还有荆棘，它的存在是向别人表示这是属于自己的"领地"，要进入必须征得自己的同意。罗曼太太用一块牌子为自己筑了一道特别的"篱笆墙"，随时防范别人的靠近。这道看不见的篱笆墙就是自我封闭。

自我封闭，顾名思义就是把自我局限在一个狭小的圈子里，与外界断绝交流与接触。自我封闭的人就像契诃夫笔下的"套中人"一样，把自己严严实实地包裹起来，因此很容易陷入孤独与寂寞之中。自我封闭的人在情绪上的显著特点是情感淡漠，不能对别人给予的情感表达作出恰当的反应。在这些人脸上，很少能看到笑容，他们总是一副冷冰冰、心事重重的样子，这无形之中就告诉周围的人：我很烦，请别靠近我！周围的人自然也就退避三舍，敬而远之。

不难想象，一个自我封闭的人要获得巨大的成功该是多么的艰难！为此，自我封闭者要正视现实，要勇敢地介入社会生活，找机会多接触和了解他人，在与他人的交往中获得启迪。

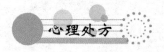

改变自我封闭的性格，就需要做到以下几点：

1. 学会正确评价自己

"人贵有自知之明"，在人际交往之中，对自己的认识越正确，行为就越自然，表现也越得体，结果也就越能获得他人的肯定，这种评价对于克服自我封闭的心理障碍是十分有利的。

2. 学会主动关心他人

如果你在内心期望被他人关心和喜爱，你首先得关心别人和喜爱他人。关心和帮助他人，不仅可以赢得他人的尊重和喜爱，而且，你的关心会引起他人的积极反应，这会给你带来满足感，并增强你与他人之间交往的自信心。

3. 学会一些实用的社交技能

如果你在与人交往时总是失败，那么由此而引起的消极情绪当然会影响你的合群性格。如果你能多学习一点交往的艺术，自然有助于交往的成功。例如，多掌握几种文体活动技能，如舞蹈、打球之类，你会发现自己在许多场合都会成为受人欢迎的人。

4. 保持人格的完整性

《礼记》有云："水至清则无鱼，人至察则无徒。"与人相处时，当然不应苛求别人，而应当采取随和的态度，但也是有限度的。因为随和不是放弃原则，迁就亦非予取予求。如果那样，根本就不会赢得别人的信任和尊重，自然也就无法让自己合群了。保持人格完整的最好办法，就是在日常的待人接物中，把自己的处事原则明白地表现出来，让别人知道你是怎样一个人。这样，别人就会知道你的作风，而不会勉为其难地要你做你不愿做的事，而你也不会因需要经常拒绝别人而影响彼此间的关系了。

不做悲观主义者

截然不同的人生态度，会造就完全不一样的人生风景。乐观者能从低谷中看到希望；悲观者背向阳光，只看到了自己的影子。

悲观或乐观，是人类典型的也是最基本的两种性格倾向。而悲观者和乐观者在面对同一个事物或同一个问题时，会有不同的看法。下面是两个见解不同的人在争论三个问题：

1. 希望是什么

悲观者说：是地平线，就算看得到，也永远走不到。

乐观者说：是启明星，能告诉我们曙光就在前方。

2. 风是什么

悲观者说：是浪的帮凶，能把你埋藏在大海深处。

乐观者说：是帆的伙伴，能把你送到胜利的彼岸。

3. 生命是不是花

悲观者说：是又怎样，凋谢了也就没了！

乐观者说：是，就算凋谢，也能留下甘甜的果实。

突然，天上传来了上帝的声音，也问了三个问题：

1. 一直往前走，会怎样

悲观者说：会碰到坑坑洼洼。

乐观者说：会看到柳暗花明。

2. 春雨好不好

悲观者说：不好！野草会因此长得更疯！

乐观者说：好，百花会因此开得更艳！

3. 如果给你一片荒山，你会怎样

悲观者说：修一片坟茔！

乐观者反驳：种上满山绿树！

于是，上帝给了他们两种不同的礼物：给了乐观者成功，给了悲观者失败。

不同的人生态度会造就截然不同的人生风景；同样是人，会因截然不同的世界观，导致截然不同的人生结局。

美国的医生曾经做过这样一项实验：让患者服用安慰剂。安慰剂呈粉状，是用水和糖加上某种色素配制的。当患者相信药力，就是说，当他们对安慰剂的效力持乐观态度时，治疗效果就显著。这一点已通过实验得到了证实。悲观就会由精神引起而又会影响到组织器官，有一个意外的事故证明了这一点。

一位铁路工人意外地被锁在一个冷冻车厢里，他清楚地意识到如果出不去，就会冻死。不到 20 个小时后，冷冻车厢被打开，他已经死了，医生证实是冻死的。可是，人们仔细检查了车厢后发现，冷气开关并没有打开。那位工人确实死了，因为他确信，在冷冻的情况下是不能活命的。所以，在极端的情况下，极度悲观会导致死亡。一位乐观主义者总是假设自己是成功的，他在行动之前，已经有了 85% 的成功把握。而悲观主义者在行动之前，却已经认定自己是无可挽救了。

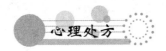

心理处方

克服悲观的 10 种方法：

1. 悲观的心态并不可怕，只要你决定调整自己的心态，一切困难都可以克服。

2. 越担惊受怕，就越会遭遇灾祸。因此，一定要懂得利用积极态度所带来的力量，要相信希望和乐观能引导你走向胜利。

3. 即使身处险境，也要寻找积极因素。这样，你就不会放弃努力。你越乐观，克服困难的勇气就会越大。

4. 以幽默的态度来接受现实中的失败。有幽默感的人，才有能力轻松地克服恶运，排除随之而来的倒霉念头。

5. 既不要被逆境困扰，也不要幻想奇迹，要脚踏实地，坚持不懈，全力以赴去争取。不管多么严峻的形势向你逼来，你都要努力去发现有利的因素。过后，你就会发现自己到处都有一些小的成功，这样，自信心自然也就增长了。

6. 不要把悲观作为保护你失望情绪的缓冲器。乐观是希望之花，能赐人以力量。

7. 失败时，你要想到你曾经多次获得过成功，这才是值得庆幸的。如果有 10 个问题，你做对了 5 个，那么还是完全有理由庆祝一番的，因为你已经成功地解决了 5 个问题。

8. 在闲暇时，努力接近乐观的人，观察他们的行为。通过观察，乐观的火种会慢慢地在你内心点燃。

9. 要知道，悲观不是天生的。就像人类的其他态度一样，悲观不但可以减轻，而且通过努力还能转变成一种新的态度——乐观。

10. 如果乐观使你成功地克服了困难，那么你就应该相信这样的结论：乐观是成功之源。

可悲的是那些安于现状的人们

旧观念是人们的牢笼，人们置身于旧观念牢笼之中，受到了许多的局限，造成事业的停滞不前。聪明的人应该勇于从旧观念中走出来，而不囿于观念的束缚，这样才能突破自我。每个人都具备成功的潜质，但只有像哥伦布那样勇于探索自己灵魂的人，才会有所收获。

在一家效益不错的公司里，总经理叮嘱全体员工："谁也不要走进10楼那个没挂门牌的房间。"但他没有说明为什么，员工们都牢牢记住了总经理的叮嘱。一个月后，公司又招聘了一批新员工，总经理对新员工又交代了同样的话。

"为什么？"这时有个年轻人小声嘀咕了一句。

"不为什么。"总经理一脸严肃地说道。

此后，年轻人还在不解地思考着总经理的叮嘱，其他人便劝他干好自己的工作，不要瞎操心，听总经理的，准没错。但好奇心强的年轻人却偏要走进那个房间看看。他轻轻地扣门，室内没有反应，再轻轻一推，虚掩的门开了，只见里面放着一个纸牌，上面用红笔醒目地写着：把纸牌送给总经理。

这时，同事们开始为他担忧，劝他赶紧把纸牌放回去，大家都愿意替他保密，但年轻人却直奔15楼总经理办公室。

当他将那个纸牌交到总经理手中时，总经理宣布了一项惊人的决定："从现在起，你被任命为销售部经理。"

"就因为我把这个纸牌拿过来了？"

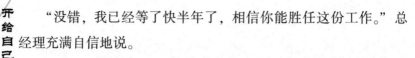

"没错，我已经等了快半年了，相信你能胜任这份工作。"总经理充满自信地说。

果然，上任后，这个年轻人把销售部的工作处理得井井有条，并且销售人员的业绩都突飞猛进。

故事中的年轻人勇于走进禁区，打破条条框框的束缚，敢为天下先的精神正是开拓者的风貌。

有个顽童无意间在悬崖边的鹰巢里发现了一颗老鹰的蛋，他一时兴起，将这颗蛋带回父亲的农庄，放在母鸡的窝里，想看看能不能孵出小鹰来。

果然如顽童的期望，那颗蛋孵出了一只小鹰。小鹰跟着同窝的小鸡一起长大，每天在农庄里追逐主人喂饲的谷粒，一直以为自己是只小鸡。

某一天，母鸡焦急地咯咯大叫，召唤小鸡们赶紧躲回鸡舍内，慌乱之际，只见一只雄壮的老鹰俯冲而下，小鹰也和小鸡一样，四处逃窜。

经过这次事件后，小鹰每次看见在远处天空盘旋的老鹰身影，总是不禁喃喃自语："我若是能像老鹰那样，自由地翱翔在天上，不知该有多好。"而一旁的小鸡总会提醒它："别傻了，你只不过是只鸡，是不可能高飞的，别做那种白日梦了。"

小鹰想想也对，自己只不过是只小鸡，也就回过头，去和其他小鸡争抢主人撒下的谷粒。

直到有一天，一位驯兽师和朋友路过农庄，看见这只小鹰，便兴致勃勃要教会小鹰飞翔，而他的朋友则认为小鹰的翅膀已经退化，劝驯兽师打消这个念头。然而，驯兽师却不这么认为，他将小鹰带到农舍的屋顶上，由高处将小鹰掷下，他认为这样小鸡自然会展翅高飞。不料小鹰只轻拍了几下翅膀，便落到鸡群当中，和小鸡们四处找寻食物。

驯兽师仍不死心，再次带着小鹰爬上农庄内最高的树上，掷出小鹰。小鹰害怕之余，本能地展开翅膀，飞了一段距离，看见地上的小鸡们正忙着追寻谷粒，便立时停了下来，加入鸡群中争食，再也不肯飞了。

在朋友的嘲笑声中，驯兽师这次将小鹰带到悬崖上。小鹰用锐利的眼光俯瞰，大树、农庄、溪流都在脚下，而且变得十分渺小。待驯兽师的手一放开，小鹰展开宽阔的巨翼，自由地翱翔于天际。

我们每个人都曾经如同小鹰一般，曾拥有过翱翔天际、悠游自在的美妙梦想。有趣的是，这些伟大的梦想，往往也都在周围亲友的一句句"别傻了""不可能"声中渐渐泯灭。就算侥幸遇上一位懂得欣赏我们的"驯兽师"，硬将我们带到更高的领域，我们往往也会像小鹰回头望见地上争食的鸡群一般，再次飞回地上，加入往日那个不敢梦想离开的群体里。可悲啊，那些在陈旧观念中安于现状的人们。

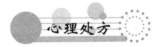

心理处方

　　　勇于突破自己的局限。用崭新的眼光去看世界，切莫在旧的观念中沉湎，切莫让自己失去向上发展的勇气和动力。给自己定一个目标。如果目标太大，就将目标分解为几个小小的目标，逐个完成。如果没有目标，正处在迷茫之中，就尝试一些新鲜事物，在尝试中，寻找自己的目标，或工作上的目标，或旅游方面的目标，或健身方面的目标，或阅读方面的目标……

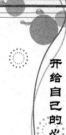

请不要再杞人忧天了

各种各样的忧虑充斥着人的大脑,久而久之一些人便开始了杞人忧天式的忧虑,以此成为习惯,甚至会内化成个人的性格,这种忧虑渗入精神,最终会消蚀人的斗志和心灵。其实,每个人都或多或少地有过杞人忧天的经历。

我们举个例子:

假如有一天早晨起得太晚,你不禁心想:糟了!起得太晚了,一定会碰上堵车的,上班肯定会迟到。如果迟到,领导肯定会对我不满意,如果正赶上他今天心情不好,说不定会让我走人。万一我失业了,房贷,还有一大堆信用卡账单该怎么办?要是不能及时找到工作的话,不但信用破产,房子也没了。如果房子没了,我住哪儿去?没钱又没地方可去,我一定会过着风餐露宿的日子,而这些都是因为今天起晚造成的。

也许你会觉得这一路推演下来未免太夸张了点,没错,是稍夸张了点,不过,类似这样杯弓蛇影的事情你绝不会没有遇到过。

为了生存,每个人都战战兢兢地生活,都害怕今天所拥有的一切在瞬间幻化成泡影,所以,恐惧感就油然而生了。

适当的恐惧感可以促使我们奋发向上,没有了它,大多数人就失去了激发自己向上的原动力,也就没了奋斗动机。但是,过度恐惧却也并不可取,它只会让我们成天忧心忡忡,久而久之成了习惯,甚至内化成个人的性格,让你变得无事不忧、无事不虑,畏首畏尾,让你什么事也做不了。

如果凡事能够退一步想，不要那么汲汲钻营，忧虑就会减轻不少。就上面的例子来说，虽然迟到了，也可以安慰自己：说不定赶着上班的人今天都起早了，一路都畅通无阻。万一塞车了，领导可能也还没到。就算被他逮到了，顶多也是被批一顿，没什么事的……

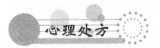

对于未知的事，都是概率事件。以统计学来说，最坏和最好的情况出现的概率都是微乎其微的，同时它们的机会也大略相等，所以你不必担心。更何况，如果最坏的结果真被你料到了，你又能怎么办？你的担心能够改变它吗？所以说，与其一颗心七上八下，倒不如及早规划一下如何亡羊补牢，就算为时已晚，另谋解决之道也是可以的。

你会羞于向别人借钱吗

西方生意经中常说："只有傻瓜才拿自己的钱去发财，聪明的人都善于借别人的钱去赚钱。"现实中，很多人想创业，但是没钱，又抹不开面子去向别人借钱，导致财富之梦无法实现。即便是决定向别人借钱，也要罗列出一大堆借口，这对问题的解决毫无帮助，反而会阻碍了自己的发展。人们心里应该明白，抹不开面子本身已是一种借口，重要的是如何突破自己。

向别人借钱，总觉得难以启齿。对于我们大多数人而言，伸手向人借钱是一件十分难堪的事。这主要是因为我们认为"缺钱花是一件不体面的事"，正是由于这种心理在作怪。在这种心理作用下，向人借钱时，总是羞于开口。在向人借钱之前，先做一番充分的思想准备，包括考虑怎样拉开话题，怎样过渡到借钱之事上来等。而当真正面对借钱对象时，却觉得最要紧的那句话犹若千斤重担压住了舌尖，难以吐出。结果，彼此都道了"再见"了，还是没提借钱的事。

有些人则有他们的"绝招"。向人借钱时，总要竭力掩饰缺钱花的真相，非要编出些"体面"的借口才行，诸如"××借了我的钱到了期仍未归还""我银行里有钱，但取款不方便。先向你借一点，过几天薪水发了就给你""这次出门钱带少了点"等，举不胜举。其实，这些借口都是毫无必要的。卡耐基曾这样对人们说："你借钱的对象并不介意这些，他们十分明白你是在为自己找台阶下，以挽回些面子。他们若愿意帮助你，是不会追究你缺钱的原因的，也不会因为你向他们借钱就小看你。如果他们要蔑视你的话，你找借口，他们反倒会在心里讥笑你。"因此，借钱时无须绕弯子，不妨开门见山地提出来。

美国亿万富翁马克·哈罗德森说："别人的钱是我成功的钥匙。把别人的钱和别人的努力结合起来，再加上你自己的梦想和一套奇特而行之有效的方案，然后，再走上舞台，尽情地指挥你那奇妙的经济管弦乐队。其结果是，在你自己的眼里，会认为不过这是雕虫小技，或者说不过是借别人的鸡下了蛋。然而，世人却认为你出奇制胜，大获成功。因为，人们根本没有想到，竟能用别人的钱为自己做买卖赚钱。"

没有本钱怎样发大财呢？借钱是行之有效的手段。当然，借钱就得付出利息，但你不要害怕，你利用别人的钱来赚钱，你赢得的部分，可能远远超出了你所付的利息。

美国船王丹尼尔·洛维格的第一桶金，乃至他后来数十亿美元的资产，都是借鸡生的"金蛋"。可以说，他整个事业的发展是和银行分不开的。

当他第一次跨进银行的大门，人家看到他那磨破了的衬衫领子，又见他没有什么可做抵押的，自然拒绝了他的申请。

他又来到大通银行，千方百计总算见到了该银行的总裁。他对总裁说，他买到货轮后，立即会将货轮改装成油轮，他已把这艘尚未买下的船租给了一家石油公司。石油公司每月付给的租金，就用来分期还他要借的这笔贷款。他说他可以把租契交给银行，由银行去跟那家石油公司收租金，这样就等于在分期付款了。

许多银行听了洛维格的想法，都觉得荒唐可笑。大通银行的总裁却不那么认为。他想，洛维格一文不名，也许没有什么信用可言，但是那家石油公司的信用却是可靠的。拿着他的租契去石油公司按月收钱，这自然十分稳妥。

洛维格终于贷到了第一笔款。他买下了他想要的货轮，把它改成油轮，租给了石油公司。然后又利用这艘船作抵押，借了另一笔款，从而又买了一艘船。

洛维格的成功与精明之处，就在于他利用那家石油公司的信用来增强自己的信用，从而成功地借到了钱。

这种情形继续了几年，每当一笔贷款付清时，他就成了这条船的主人，租金不再被银行拿走，而是顺顺当当进了自己的腰包。

当洛维格的事业发展到一定阶段时，他嫌这样贷款赚钱的速度太慢了，于是又构思出了更加绝妙的借贷方式。

他设计一艘油轮或其他用途的船，在还没有开工建造，还处在图纸阶段时，他就找好一位主顾，与他签约，答应在船完工后把它租给他。然后洛维格才拿着船租契约，到银行去贷款造船。

他先租借别人的码头和船坞，继而借银行的钱造自己的船。不久后，他有了自己的造船公司。就这样，洛维格靠着银行的贷款，爬上了自己事业的巅峰。

心理处方

向别人借钱时，可以直截了当地提出来，不必措辞一番。对方愿意的话，你不用多说他也会借给你。如果对方没有答应，你可以说声"没关系"，也就不至于尴尬下不了台。如果你先讲了一大堆借口，对方却依旧拒绝了，这样反而让双方都很尴尬。借钱给对方时，双方应先协商好还钱日期和利息等事项，这样就不至于让对方产生"施舍与人"的感觉，心理上的障碍得到顺利地排除，朋友之间的关系也不会因此而受到影响。

自卑是迈向成功的拦路虎

在许多人的心中，自卑仿佛是挥之不去的蚊虫。它会像蛀虫一样啃噬着这些人的人格，熟不知，自卑是人们迈向成功的拦路虎。诗仙李白在《将进酒》中吟道："天生我材必有用！"这是何等的豪迈！心理学家读到此句的时候，也许还会再加上一句："这是何等的自信！"

现代社会充满了竞争，同时也充满了机遇，尝试成了现代人相当时髦的人生信条。每当人们走向新的挑战之前，总会向挑战者或竞争者"示威"：天生我材必有用，这次胜利非我莫属！但是，在人生舞台上，有些人却低低哀叹："天生我材也没用。"这种自卑的"自白"与自信者产生了强烈的反差：自信者相信自己的力量，全力去做人生舞台上的主角；自卑者则认为自己没有能力，只适合在人生的戏台下当观众。自卑是个人由于某些生理缺陷或其他原因而产生的轻视自己、认为自己在某个方面或其他各方面不如他人的情绪体验，表现在交往活动中就是缺乏自信，想象失败的体验较多。自卑是影响交往的严重的心理障碍，它直接阻碍了一个人走向群体，去与其他人交往的积极性。必须跨越自卑，才能有到达人生的巅峰的可能。

当你还在孩童时期的时候，"自卑"这个神秘的怪物就开始尾随着你，一步一步地侵蚀你的勇气和信心。早在在童年时代中，你会忧虑小伙伴看不起你，存心远离你、孤立你；当你读书的时候，你会怀疑自己的能力，总觉得自己学习逊人一等，虽经不懈努力，成绩还是不能名列前茅，于是你就自暴自弃，放任自流，你开始害怕见到老师，在同学面前抬不起头，渐渐地你变得孤僻、不合群；当你步入社会时，你会无端猜测同事对你不怀好意，埋怨领导对你不器重，感叹世态炎凉，缺乏社交勇气，见到陌生人就脸红、惶惶不安，以致回避社交，不敢见人；当你恋爱时，你会过分关注自己的表现，你会很在乎对方对自己的评价，你会怀疑自己的魅力，担心被对方抛弃，害怕错过你所爱的人；当你步入婚姻的殿堂，你又会莫名其妙地怀疑起自己是否有能力处理家庭问题。

自卑常常在不经意间闯进我们的内心世界，控制着我们的生活。当我们有所决定、有所取舍的时候，自卑向我们勒索着勇气与胆略；当我们碰到困难的时候，自卑会会站在我们的背后大声地吓唬我们；当我们要大踏步向前迈进的时候，自卑会拉住我们的衣袖，叫我们小心地雷。自卑会让我们面对一次次偶然的挫败就垂头丧气，一蹶不振，将自己的一切否定，我们会觉得自己一无是处，甚至会掉进自责自罪的旋涡。自卑就像蛀虫一样啃噬着我们的人格，它是我们走向成功的绊脚石，更是我们快乐生活的拦路虎。

其实，在人生的舞台上，每一个人都是自己的主角。

一位画家将自己的一幅佳作送到某画廊展出，他别出心裁地在画旁放了支笔，并附言："观赏者如果认为有欠佳之处，请在画上作记号。"结果画面上标满了记号，几乎没有一处不被指责。过了几日，这位画家又画了一张同样的画拿去展出，不过这次附言与上次不同，他请每位观赏者将他们最为欣赏的妙笔都标上记号。当他再取回画时，看到画面又被涂满了记号，原先被指责的地方，都换上了赞美的标记。

这位画家不受他人情绪的操纵，充满了自信。正像林润翰先生所言，他"自信而不自满，善听意见却不被其所左右，执著却不偏执"。

画家因为用正确的观点评价别人和看待自己，所以在任何情况下，都不会迷失自己，拥有完全的自信，永远不会受他人影响。

自信是人格的核心力量，克服自卑的最好方法是建立自信！因为只有自信才能释放人的各种力量。自信的人胆大，自信的人英勇，自信的人坦诚，自信的人开朗，自信的人乐观，自信的人豁达，自信的人热情，自信的人热爱生活，自信的人容易接受自己的缺点，自信的人较客观，自信的人对自己较负责，自信的人较易接受现实，自信的人更富同情心，自信的人更具爱的能力，自信的人人际关系更深刻，自信的人更接近成功。

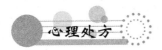

我们要从哪里找自信呢？其实，我们不用像唐僧到西天取经一样历经无数的劫难，我们的自信就在自己的体内，自信是一种天赋，是一种与生俱来的自然力量，它与自我实现同属人性最伟大的潜能。

安下心来，仔细思考自己的优点，然后让优点得到发挥。还要从生活或工作的细节做起，做事果断、按时按质完成自己的工作、正视别人的目光、主动和不熟悉的人打招呼、坚持一个或以上的积极的习惯等，我们在这些细节中获得了满足感，自信就有了。

当众说话你会胆怯吗

要想获得自信心、勇气以及能力，以便在在当众发表谈话的同时能够冷静而清晰地思考，这并不像大多数人所想象的那般困难。这就如同你打高尔夫球一样，任何人都可以发展出他潜在的能力，只要他有想要如此做的充分欲望就行。

　　成功学大师卡耐基的一生几乎都在致力于帮助人们克服谈话和演讲中畏惧和胆怯的心理，培养勇气和信心。卡耐基在开课之前，曾做过一项调查，即让人们说说来上课的原因，以及希望从这种口才演讲训练课中收获到什么。调查的结果令人吃惊，大多数人的愿望与基本需要都是基本一样的，他们是这样回答的："当人们要我站起来讲话时，我觉得很不自在，很害怕，这让我不能清晰地思考，不能集中精力，不知道自己要说的是什么。所以，我想获得自信，能泰然自若，当众站起并能随心所欲地思考，能依逻辑次序归纳自己的思想，在公共场所或社交人士的面前侃侃而谈，富有哲理且又让人信服。"

　　卡耐基认为，要达到这种效果，获得当众演讲的技巧，我们不妨借别人的经验鼓起勇气。不论是处在任何情况、任何状态之下，绝没有哪种动物是天生的大众演说家。历史上有些时期，人们认为当众讲演是一门精致的艺术，必须谨遵修辞法与优雅的演说方式。因而，要想做个天生的大众演说家那是极其困难的，是经讨艰苦努力才能达到的。现在我们却把当众演讲看成一种扩大的交谈。以前那种说话、手势俱佳的演讲方式，如雷贯耳的声音已经永远过去。我们与人共进晚餐、在教堂中做礼拜，或看电视、听收音机时，喜欢听到的是率直的言语，依常理而构思，专挚地和我们谈论问题，而不是对着我们空空而谈。

　　一位名叫寇蒂斯的医生，是个热心的棒球迷，经常去看球员们练球。不久，他就和球员成为好朋友，并被邀请参加一次为喜爱的球队举行的宴会。在侍者送上咖啡与糖果之后，有几位颇有名气的宾客被请上台"说几句话"。突然之间，在事先没有通知的情况下，他听到宴会主持人宣布说："今晚有一位医学界的朋友过来，我特别请寇蒂斯大夫上来为我们谈谈棒球队员的健康问题。"对于这个问题他是否在行呢？当然在行，因为他是研究卫生保健的，已经行医三十余年。他可以坐在椅子里向旁边的人侃侃谈论这个问题，可以谈一整个晚上。但是，要他站起来讲这些问题，而且对象只是眼前的一小部分人，却是另外一个问题了。这个问题令他不知所措，他心跳的速度加快了一倍，而他每每沉思，心脏就立即停止跳动。他一生中从未有过演讲，而他脑海中的记忆，现在仿佛全长着翅膀飞走了。他该怎么办呢？宴会上的人全在鼓掌，大家都望着他，他摇了摇头，表示谢绝。但他这样做反而引来了更热烈的掌声，大家纷纷要求他上台演讲。"寇蒂斯大夫！请讲！请讲!"的呼声愈来愈大，也更坚决。他处在极为悲怯的情况下。他知道，如果他站起来演讲一定会以失败收场，他将无法讲出完整的五六个句子。因此，他站起身来，一句话也没说，转身背对着他的朋友，默默地走了出去，深感难堪，更觉得是莫大的耻辱。

他回到布鲁克林的第一件事就是报名参加卡耐基的演讲训练课程。他不愿再度陷入脸红及哑口无言的困境了。像他这样的学生，是老师最高兴碰到的，因为他有极为迫切的需要，他希望拥有演讲的能力，他对这个欲望毫无二心。能彻底地准备自己的讲稿，心甘情愿地加以练习，从不漏掉训练课程中的任何一课。通过努力练习，进步的速度令他自己都感到惊讶，并且超越了他最大的希望。在上过最初的几节课后，他紧张的情绪消失了，信心愈来愈强。两个月后，他已成为班上的明星演讲家，不久就开始接受邀请，前往各地演讲。他现在很喜欢演讲的感觉，以及演讲所获得的荣誉，更高兴从演讲中结交到很多朋友。纽约市共和党竞选委员会的一名委员，在听完寇蒂斯大夫的一次演说之后，立即邀请他到全市各地为共和党发表竞选演说。要是这位政治家知道，在一年以前他所欣赏的这位演说家曾经在羞愧与困惑的情况下离开一个宴会，他可能会惊讶。

类似的奇迹在卡耐基先生的演讲口才训练班上还有很多。许多人由于参与这项训练而获得了更多的机会。其中，有好多人在自己的岗位上获得了远远超过自己所希望的擢升，在商业上、事业上和社会上达于显赫的地位。

在正确的时刻，当众说话可以让我们克服很多不良因素，锻炼我们自身的心理素质。因为在此过程中，可以借助别人的经验，克服不良心理，获得当众说话的信心、勇气和技巧。

心理处方

克服当众说话的胆怯心理，其方法有以下三种：

1. 融于自己的题材中

选好题材后，依语言的顺序加以整理，并在朋友面前"预演"。但仅作这样的准备是不够的，你还得相信自己的题材具有价值，你应具备那些优秀的人所拥有的品质——坚定自己的信念。如何才能燃烧自己生起自信之火呢？深入挖掘题材，将更深层次的内容展现给听者。

2. 避免自己有反面的想法

什么是反面的想法呢？举例来说：设想自己的修辞会出现错误、语句不通顺，或是在演讲中出现卡壳的现象，这都是反面的假想。这些负面情绪很可能在你未当众说话前，就先将你的自信消耗殆尽。在开始说之前，你最需要做的，就是把思想从自己身上转移开，将全部的注意力都投入到听者身上，这样就不会为恐惧击溃了。

3. 给自己打气

除非怀抱有某种远大的理想，并坚信自己可为之付出生命，否则任何人都会有怀疑自己观点的时候。他会问自己，这观点对吗？听众们会不会感到厌烦？甚至有些人会在惶惑之下，否定自己的观点。这种疑惑实际上会毁掉你的自信，使你被恐惧所征服。当你处在这种情况下时，你就该为自己作一番精神上的鼓励。用简洁、直白的口吻告诫自己，这个观点就是正确的，因为它来自于你的内心，是你生活经验的积累，反映了你对问题的看法。也许你要问，这种老套的方法真的管用吗？是的，管用。

现代的心理学家都认同这一点——由自我启发而产生的动机。即使你只是在自我催眠，但这也是最强有力地快速刺激自己的好方法。那么，凭借着这种心态全神贯注地投入到你的"演讲"当中去，又怎么会再被恐惧缠身呢？

是时候该打破心中的瓶颈了

所谓瓶颈，其实只是心理作用。你的心中有瓶颈吗？

人的生活罗盘经常失灵，日复一日，有很多人在迷宫般的、无法预测也没人指引的茫茫职场中失去了方向。为了维持正确的航线，为了不被沿路上意想不到的障碍和陷阱困住或吞噬，你需

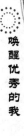

要一个可靠的内部导航系统。一个有用的罗盘，将为你陷入职场困境时指引一条通往成功的康庄大道。然而，可悲的是，太多的人从未抵达终点，因为他们借助了失灵的罗盘来航行。这坏掉的罗盘可能是扭曲的是非感，或是蒙蔽的价值观，或是自私自利的意图，或是未能设定目标，或是无法分辨轻重缓急的性格……简直不胜枚举。聪明人利用完好的罗盘，可以获得恒久的成功。

人人心中都有一堵墙，这堵墙就是你成功的障碍。人们的一生仿佛受到一个失灵的罗盘的指引，永远在迷失自我，而无法打破心中的瓶颈。其实，你完全可以超越困难，突破阻挠。

几年前，举重项目之一的挺举项目中，有一种"500磅（约227千克）瓶颈"的说法，也就是说，以人的体力而言，500磅是很难超越的瓶颈，当时没有一个运动员能突破这个重量。一次，499磅的纪录保持者巴雷里比赛时所举的杠铃，由于工作人员的失误，实际上超过了500磅。这个消息发布之后，世界上有6位举重高手也接连着举起了一直未能突破的500磅杠铃。

有一位撑竿跳的选手，一直苦练都无法越过某一个高度。他失望地对教练说："我实在是跳不过去。"

教练问："你心里在想什么？"

他说："我一冲到起跳线时，看到那个高度，就觉得跳不过去。"

教练告诉他："你一定可以跳过去。把你的心从竿上摔过去，你的身子也一定会跟着过去。"

他撑起竿又跳了一次，果然跃过了。

心，可以超越困难，可以突破阻挠；心，可以粉碎障碍，终会达成你的期望。

希拉斯·菲尔德先生退休的时候已经攒了一大笔钱，这时他突发奇想，想在大西洋的海底铺设一条连接欧洲和美国的电缆。随后，他就开始全身心地推动这项事业。前期的基础性工作包括建造一条长约 1600 千米、从纽约到纽芬兰圣约翰的电报线路。纽芬兰长约 640 千米的电报线路要从人迹罕至的森林中穿过，所以，要完成这项工作，不仅包括建一条电报线路，还包括建同样长的一条公路。此外，还包括穿越布雷顿角全岛共 700 千米长的线路，再加上铺设跨越圣劳伦斯海峡的电缆，整个工程十分浩大。

　　菲尔德使尽浑身解数，总算从英国政府那里得到了资助。然而，他的方案在议会上遭到了强烈的反对，在上院仅以一票的优势获得多数通过。随后，菲尔德的铺设工作就开始了。电缆一端放在停泊于塞巴斯托波尔港的英国旗舰"阿伽门农号"上，另一端放在美国海军新造的豪华护卫舰"尼亚加拉号"上。但是，就在电缆铺设到 8 千米之时，它突然被卷进了机器里面，被弄断了。菲尔德不甘心，继而进行了第二次试验。在此次试验中，在铺到 320 千米长的时候，电流突然中断了，船上的人们在甲板上焦急地踱来踱去。就在菲尔德先生即将割断电缆，放弃这次试验时，电流突然又出现了，一如它神奇地消失一样。夜间，船以每小时约 6.5 千米的速度缓缓航行，电缆的铺设也以每小时约 6.5 千米的速度进行。这时，轮船突然发生了一次严重倾斜，制动器紧急制动，不巧又割断了电缆。

　　但菲尔德并不是一个轻言放弃的人。他随后又订购了 1100 千米的电缆，而且还聘请了一个专家，请专家设计一台更好的机器，以完成如此长的铺设任务。后来，英美两国的科学家联手把机器赶制出来。最终，两艘军舰在大西洋上会合了，电缆也接上了头；随后，两艘船继续航行，一艘驶向爱尔兰，另一艘驶向纽芬兰，结果它们都把电线用完了。两船分开不到 4.8 千米，电缆又断开了；再次接上后，两船继续航行，到了相隔约 13 千米的时候，电流又没有了。就这样，电缆第三次接上后，铺了 320 千米，在距离"阿伽门农号"6 米处又断开了，两艘船最后不得不返回爱尔兰海岸。

参与此事的很多人都泄了气，公众舆论也对此流露出怀疑态度，投资者也对这一项目丧失了信心，不愿再投资。这时候，如果不是菲尔德先生百折不挠的精神，不是他天才的说服力，这一项目很可能就此放弃了。菲尔德继续为此日夜操劳，甚至到了废寝忘食的地步，他绝不甘心失败。于是，他又开始了他的第三次尝试，这次总算一切顺利，全部电缆铺设完毕，而没有任何中断，几条消息也通过这条漫长的海底电缆发送了出去，一切似乎就要大功告成了，但这时电流突然又中断了。

此时，几乎没有人不感到绝望。但菲尔德仍然坚持不懈地努力，他最终又找到了投资人，开始了新的尝试。他们买来了质量更好的电缆，执行这次铺设任务的是"大东方号"，它缓缓驶向大洋，一路把电缆铺设下去。一切都很顺利，但最后在铺设横跨纽芬兰 960 千米电缆线路时，电缆突然又折断了，掉入了海底。他们打捞了几次，但都没能成功。于是，这项工作就这样被搁置了下来，而且一搁置就是一年。

然而，这一切困难都没有吓倒菲尔德。他又组建了一个新的公司，继续从事这项工作，而且制造出了一种性能远优于普通电缆的新型电缆。1866 年 7 月 13 日，新的试验又开始了，并成功接通、发出了第一份横跨大西洋的电报！电报的内容为："7 月 27 日，我们晚上 9 点到达目的地，一切顺利。感谢上帝！电缆都铺好了，运行完全正常。希拉斯·菲尔德。"不久，原先那条落入海底的电缆被打捞上来了，重新接上，一直连到了纽芬兰。现在，这两条电缆线路仍在使用。

　　心中的瓶颈是由我们自己制造的，也是我们内心脆弱的体现。我们不能坚定自己内心的梦想，不能义无反顾地战胜一切艰难险阻。对此，我们需要做的是：

　　选择可靠的路线，坚定地向前行进。就算遇到困难，也要努力应对每天的挑战。

没有任何人能让你"贬值"

　　没有任何人能让你"贬值"，除了你自己。

　　在一次讨论会上，一位著名的演说家并没有一句开场白，在他的手里高握着一张面值 20 美元的钞票。面对会议室里的 200 个人，他问："谁要这 20 美元？"一只只手举了起来。他接着说："我打算把这 20 美元送给你们中的一位，但在此之前，请准许我做一件事。"他说着就将钞票揉成一团，然后问："谁还要？"这时仍有人举起手来。他又说："那么，假如我这样做又会怎么样呢？"他将钞票扔在地上，又用脚去踩并且碾。尔后他拾起钞票，钞票已变得又脏又皱。他问："现在谁还要？"这时还是有人举起手来。

　　"朋友们，你们已经上了一堂很有意义的课。无论我如何对待那张钞票，还是有人想要它，因为它并没贬值，它依旧值 20 美元。在人生路上，我们会无数次被自己的决定或碰到的逆境击倒，甚至被现实碾得粉身，觉得自己似乎一文不值。但无论发生什么，或将要发生什么，在上帝的眼中，你们永远不会丧失价值。因为在上帝看来，无论你们肮脏或是洁净，衣着齐整或是不齐整，你们都是无价之宝。生命的价值不取决我们的所作所为，也不取决我们结交的人物，而是取决于我们本身，也就是说，完全属于你的内心所想！你们是独特的——永远不要忘记这一点！"

20美元的钞票不管如何被揉搓，它依然可以支付、可以流通，它并没有贬值。生命的价值不因为个体的财富多寡、地位高低等变化。是的，生命的价值取决于我们自身，除了自己，没有任何人能让你"贬值"。

卡洛斯先生的一次经历让我们认识到：一个人最重要的是他的内心！

这个星期天的早晨，卡洛斯本可以好好睡一个懒觉，但一种强烈的罪恶感驱使他起身去教堂做礼拜。

卡洛斯洗漱完毕，收拾妥当，匆忙赶往教堂。

礼拜刚刚开始，卡洛斯在一个靠边的位子上悄悄坐下。牧师开始祈祷了，卡洛斯刚要低头闭上眼睛，却看到邻座先生的鞋子轻轻碰了一下他的鞋子，卡洛斯轻轻地叹了一口气。

卡洛斯想，邻座先生那边有足够的空间，为什么我们的鞋子还能碰在一起呢？这让他感到不安，但邻座先生似乎一点儿也没有觉察到。

祈祷开始了："我们的父……"牧师刚开了头。卡洛斯忍不住又想，这个人真不自觉，鞋子又脏又旧，鞋帮上还有一个破洞。

牧师继续祈祷着，卡洛斯尽力想集中心思祷告，但思绪忍不住又回到了那双鞋子上。他扫了一眼地板上邻座先生的鞋子想，难道我们上教堂时不应该以最好的面貌出现吗？邻座的这位先生肯定不是这样认为的。

祷告结束了，人们唱起了赞美诗，邻座先生很自豪地高声歌唱，还情不自禁地高举双手。卡洛斯想，主在天上肯定能听到他的声音。募捐时，卡洛斯郑重地放进了自己的钞票。邻座先生把手伸到口袋里，摸了半天才摸出了几个硬币，"叮嘟嘟"地进了盘子。

牧师的祷告词深深地触动了卡洛斯，邻座先生显然也被感动了，卡洛斯看见泪水从他的脸上流了下来。

礼拜结束后，大家像平常一样欢迎新朋友，希望让他们感到温暖。卡洛斯心里有一种想认识邻座先生的冲动，他转过身子握住了邻座先生的手。

邻座先生是一个上了年纪的黑人，头发很乱，但卡洛斯还是谢谢他来到教堂。邻座先生激动得热泪盈眶，微笑着说："我叫查理，认识你很高兴，我的朋友。"查理擦擦眼睛继续说道："我来到这里已经有几个月了，你是第一个和我打招呼的人。我知道，我看起来与别人格格不入，但我总是尽量以最好的形象出现在这里。星期天一大早我就起来了，先是擦干净鞋子，打上油，然后走了很远的路，等我到这里的时候鞋子已经又脏又破了。"卡洛斯听后一阵心酸，强咽下了眼泪。

查理接着又向卡洛斯道歉说："我坐得离你太近了。当你到这里时，我知道我应该先问候你一句。但是我想，当我们的鞋子相碰时，也许我们就可以心灵相通了。"

卡洛斯觉得再说什么都显得苍白无力，静了一会儿才说："是的，你的鞋子触动了我的心。在一定程度上，你让我知道，一个人最重要的是他的内心，而不是外表。"

还有一半的话卡洛斯没有说出来，这位老黑人怎么也不会想到，卡洛斯从心底深深地感激他那双又脏又旧的鞋子，是它深深触动了他的灵魂。

邻座的黑人先生并没有因为自己的衣着寒酸而自怨自艾，或无端地贬低、毁灭自己，而是满怀着对上帝、对生活的感恩之情，热情地对待自己，以及认真地面对主给予他的所有恩赐——包括那双又破又烂的鞋子。

心理处方

事实证明，在贫贱与困境中保持着内心的昂扬和人格完整的人，同样能赢得别人的尊重和敬佩。我们不必去在意别人怎么看自己，只要自己忠于内心，心怀善意，常怀感恩之心就好。

你会坐在最前排吗

如果你是一个学生，在老师上课期间，你会坐在最前排吗？如果你是一个职场中人，年终全体员工开总结大会的时候，你会坐在最前排吗？答案也许是否定的。

20世纪30年代，在英国的一个不出名小镇里，有一个叫玛格丽特的小姑娘，小姑娘自幼就受到了严格的家庭教育。父亲经常对她说："孩子，永远都要坐前排。"父亲极力向她灌输这样的观点：无论做什么事情都要力争第一，永远走在别人前面，而不能落后于人。"即使是坐公共汽车，你也要永远坐在前排。"父亲从来不允许她说"我不能"或者"太难了"之类的话。

对年幼的玛格丽特来说，父亲的要求可能太高了，但父亲的教育在玛格丽特此后的成长过程中被证明是非常宝贵的。正是因为从小就受到父亲的"残酷"教育，才培养了玛格丽特积极向上的决心和信心。在以后的学习、生活或工作中，她时时牢记父亲的教导，总是抱着一往无前的精神和必胜的信念，尽自己最大努力克服一切困难，做好每一件事情，事事必争一流，以自己的行动实践着"永远坐在前排"。

玛格丽特在学校永远是最勤恳的学生，是学生中的佼佼者。她以出类拔萃的成绩顺利地升入当时像她那样出身的学生绝少能进入的文法中学。

在玛格丽特满 17 岁的时候，她开始明确了自己的人生追求——从政。然而，那个时候，进入英国政坛要有一定的党派背景。她出身保守党派氛围的家庭，但要想从政，还必须要有正式的保守党关系，而当时的牛津大学就是保守党员最大俱乐部的所在地。由于她从小受化学老师的影响很大，同时想到大学学习化学专业的女孩子比其他任何学科都少得多，如果选择其他的某个文科专业，那竞争就会很激烈。

于是，一天，她终于勇敢地走进校长吉利斯小姐的办公室说："校长，我想现在就去考牛津大学的萨默维尔学院。"

女校长难以置信，说："什么？你是不是欠缺考虑？你现在连一节课的拉丁语都没学过，怎么去考牛津？"

"拉丁语我可以自学掌握！"

"你才 17 岁，而且你还差一年才能毕业，你必须毕业后再考

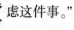

虑这件事。"

"我可以申请跳级！"

"绝对不可能，而且，我也不会同意。"

"你在阻挠我的理想！"玛格丽特头也不回地冲出校长办公室。

回家后她获得了父亲的支持，就开始了艰苦地准备备考工作。这样在她提前几个月得到了高年级学校的合格证书后，就参加了大学考试并如愿以偿地收到了牛津大学萨默维尔学院的入学通知书。玛格丽特离开家乡到牛津大学去了。

上大学时，学校要求学习 5 年的拉丁文课程。她凭着自己顽强的毅力和拼搏精神，硬是在一年内全部学完了，并取得了相当优异的成绩。其实，玛格丽特不光在学业上出类拔萃，她在体育、音乐、演讲及学校活动方面也都表现得很出色。所以，她的校长这样评价她："她无疑是我们建校以来最优秀的学生之一，她总是雄心勃勃，每件事情都做得很出色。"

40 多年以后，这个当年对人生理想孜孜以求的姑娘终于如愿以偿，成为英国乃至整个欧洲政坛上一颗耀眼的明星，她就是连续 4 年当选保守党党魁，并于 1979 年成为英国第一位女首相，雄踞政坛长达 11 年之久，被世界政坛誉为"铁娘子"的玛格丽特·撒切尔夫人。

人生就是一场战斗，想要快速通关，就要做到奋力冲在最前线。

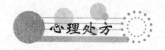
心理处方

"永远坐在前排"，不仅可以激励我们追求成功的愿望，更重要的是，它还可以培养我们追求成功的信心和勇气。

你是温水里的青蛙吗

不少人会有这样的体验，尽管每天准时上班，按计划完成该做的事，但总觉得生活得缺乏乐趣。似乎该做的事都已经做了，生活中再也找不到别的可能性。曾经就有这样一个在人们一致认为是成功人士的人，竟爬上楼顶，从上面跳了下去。

问题出在哪里呢？从表面上看，反复循着同样的生活方式，没有新鲜的感受，没有新的创意，产生了厌倦和疲劳，身心感到耗竭。

再往更深的层次看，也许是目标定得不够高，成功后就再看不到更高的奋斗目标了；也许有着不切实际的预期。这样，无论他的学业、事业多么地成功，都无法达到预期的要求；也许是认识不到自己的成就和价值；也许是把自己的目标定得太小，于是生活变得刻板，没有生气。

固步自封和过度的自我满足让会让我们的世界变得越来越狭小，而有些人宁可在暂时的安逸中沉湎，也不愿提高自身的能力和核心竞争力以适应环境变化。

我们都知道"井底之蛙"的故事。对于这个故事，我们可能会感到好笑，然而，在现实生活中，仍可以见到许许多多的"井底之蛙"陶醉在自我的狭小领域中。这种自以为是的自足自得，只会导致眼光的短浅和心胸的狭隘。信息的落后和自我张狂会让自己和现实离得越来越远。特别是在竞争日趋激烈的今天，固步自封和过于自我满足，只会让我们的世界越来越狭小，并时刻有被淘汰的危险。因此，每个人都应该走出"小我"，积极地提升自身的能力，开阔自己的视野，这样才能在汹涌的时代大潮中立于不败之地。

19世纪末，美国康乃尔大学做过一项实验。他们把一只青蛙冷不防地丢进煮沸的油锅里，在那千钧一发的生死关头，青蛙用尽全力，瞬间就跃出了那势必使它葬身的滚烫的油锅，跳到锅外的地面上，安全逃生。

半小时后，他们使用同样的锅，在锅里放满冷水，然后又把那只死里逃生的青蛙放到锅里，接着用炭火慢慢烘烤锅底。青蛙悠然地在水中享受着，等它感到承受不住水的温度，必须奋力逃命时，却发现为时已晚，欲跃无力。最终青蛙全身瘫痪，葬身于热锅。

在生活中，我们随处可以看到，许多人安于现状，不思进取，在浑浑噩噩中度日，害怕面对不断变化的环境，更不愿增强自己的本领，去发挥自身的优势以适应变化，最终在安逸中消磨了所有的生命能量。但是在此过程中，一旦外部条件变得严峻起来的时候，就会被淘汰出局。

美国的本杰明·富兰克林是举世闻名的政治家、外交家、科学家和作家。他的多方面才能令人惊叹：他四次当选宾夕法尼亚州的州长；他制订出《新闻传播法》；他发明了口琴、摇椅、路灯、避雷针、两块镜片的眼镜、颗粒肥料；他设计了富兰克林式的火炉和夏天穿的白色亚麻服装；他最先组织消防厅；他首先组织道路清扫部；他是政治漫画的创始人；他是出租文库的创始人；他是美国最早的警句家；他是美国第一流的新闻工作者，也是印刷工人；他创设了近代的邮信制度；他想出了广告用插图；他创立了议员的近代选举法；他的自传是世界上所有自传中最受欢迎的自传之一，仅在英国和美国就重印了数百版，现在仍被广泛阅读……

诚然，像富兰克林这样敢于尝试，并在各方面都显示出卓越才能的人是少见的。可是，这也足以说明：只要愿意，人无所不能。只是不能像温水里的青蛙，不思进取，待水温逐渐上升后，等待青蛙的只有死亡。

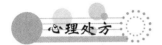

作为普通人，虽然我们不可能在各方面都有所建树，但如果我们敢于求新求变，试着涉足更广阔的领域，就算不能有伟大的成就，也会使生活变得更加丰富多彩。长期单调乏味的生活常常会使最有耐性的人也觉得忍无可忍，读到这里，你完全应该相信：你还可以做好很多事情。

别让压力成为心灵的羁绊

中国男子体操世界冠军李小鹏参加 2004 年雅典奥运会被寄予夺金厚望。但是在男子单项比赛中发挥失常，仅获得一枚双杠铜牌。而在 2003 年世界体操锦标赛时，他却获得了两项冠军，而且他也是 2000 年悉尼奥运会的双杠金牌得主。我们不能说他没有夺金的实力，那么是什么原因导致他 2004 年的失误呢？事实上，他在赛后接受采访时表示，那次发挥失常的主要原因是某些特殊情况给自己带来了较大的压力，使自己心情紧张。李小鹏的这种情况就是我们所常说的"詹森效应"。

詹森效应主要起源于一名叫詹森的运动员，这名运动员平时训练有素，实力雄厚，但在体育赛场上却连连失利，让自己和他人失望。不难看出这主要是压力过大，过度紧张所致。因此人们把这种平时表现良好，但由于缺乏应有的心理素质而导致正式比赛时失败的现象称为詹森效应。

2008 年北京奥运会的赛场上出现了开赛以来最具戏剧性的一幕。在男子 50 米步枪三种姿势决赛最后一轮比赛中，此前发挥出色、遥遥领先的美国选手马修·埃蒙斯在夺冠几无悬念的情况下，最后一枪居然打出了不可思议的 4.4 环，而致总成绩落至第四。而原本排名第三的中国选手邱健凭借最后一枪反超乌克兰选手 0.1 环，奇迹般地获得了冠军。

更让人扼腕痛惜的是，这已经是埃蒙斯连续第二次在奥运会上失利了。在 4 年前的雅典奥运会上，埃蒙斯在同一项目中，在同样绝对领先的情况下，离奇地把最后一发子弹打到了身旁的靶位上，让中国选手贾占波意外获得了金牌。北京奥运会埃蒙斯卷土重来，很多人都认为此次金牌之争是埃蒙斯的复仇之战，但这一次埃蒙斯却再次把冠军拱手送给了中国选手。这个结果显然让很多人都没有意料到，以致各大通讯社都没能第一时间出稿，因为他们不得不撤下已经写好的稿件，重新撰写文章。

所以说，当一个人受到来自外界的压力过大时，就可能导致巨大的心理变化，从而导致自己的所作所为甚至都比不上平时的发挥。压力成了人们心灵的羁绊，如果摆脱不了这个压力，那么永远获得不了成功。要想在生活中崭露头角，不被压力所压垮，那就需要我们反过来把压力变成动力，沉着冷静，才能获得最后的胜利。我们不怕能力上不如别人，怕的是打不垮我们心中的魔鬼。

在2004年雅典奥运会上，当中国女排以3：2反败为胜力克俄罗斯队取得冠军时，相信那一刻，当中华人民共和国国歌奏响、国旗升起的时候，有无数人为此落泪。这不仅仅是因为我们赢了，我们拿了冠军，更多的是因为在这过程中表现出来的女排精神。

比赛刚开始的时候，中国队一上来就负于俄罗斯队两局，如果再失一局那么就意味着屈居亚军。相信那一刻不少人都为此捏了把汗。但是中国姑娘们在第三局并没有表现出慌乱，打得依然有板有眼，除了其间出现一次12平外，比分更是一路压着对手。当扳回第一局的时候，她们的势头就起来了，就这样，赢回信心的中国女排姑娘笑到了最后。

对于在这样先失两局的情况下绝地反击，我们不得不说是中国女排良好的心理素质赢了，是她们的沉着冷静让她们走向了最后的胜利。当落后两局时，她们的心中有压力吗？肯定有，但是她们战胜了心中的压力，她们扳回了一局，把压力送给了对手，在最后这场也可以说是心理素质比拼的比赛中，她们赢了，她们既赢了俄罗斯队，也"赢"了她们自己。

良好的心理素质在我们的一生中起着关键的作用。

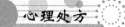

心理处方

我们如何对抗压力呢？

1. 摒弃心中的非理性观念。

许多带有焦虑、紧张情绪的人经常对自己或对别人说："我必须不惜一切代价保证成功。""如果我失败了，我就会没有价值，别人就会看不起我，我会很没面子。""如果发挥得不好，我的前程就算是毁了。"这些话纵然能增强我们奋进的决心，但也容易引起焦虑，不利于正常水平的发挥。要想避免压力对我们的影响，在平时就应当注意矫正这些不正确的想法，养成以平常之心对待生活中的竞赛的良好习惯，减少紧张情绪，更好地发挥出自己的水平。

2. 要平心静气地走出患得患失的阴影。

不要总是去贪求成功，而是应求正常地发挥自己的水平。人生的"赛场"是高层次水平的较量，同时也往往是心理素质的较量，"狭路相逢勇者胜"，只要树立自信心，相信一分耕耘必定有一分收获。

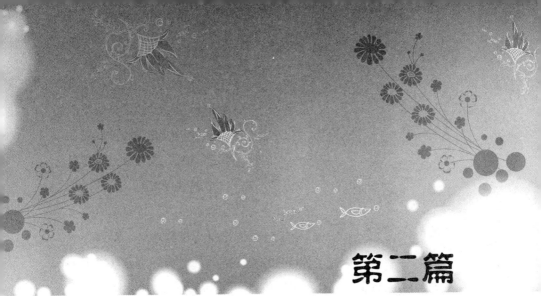

磨砺心性，砥砺而行

一个人的命运、事业、生活都与他的心性有很大关系。拥有好心性的人，会珍惜阳光、友情、温暖，寻找到欢乐；好心性的人总能把日子过得舒畅，纵使遇到挫折也能自我调节，使自己时刻保持健康的生活基调。

唐高宗初年，卢承庆担任吏部尚书，负责朝廷内外百官政绩的考核工作。有一位官员监督运输，遇到大风，损失了一批粮食。卢承庆考核时作了这样的评定："监运而损失粮食，考绩为中下等。"这位粮官容色自若，没申辩一句。卢承庆看到他这样，就将评语改为："碰上大风，失粮不以人力所能控制的，考绩得中等。"运粮官听了，既不喜形于色，也没行羞愧之词。卢承庆又把评语改为："宠辱不惊，考绩得中上。"最终，因为运粮官这种宠辱不惊的心性，使上司改变了印象，赢得了好评。

好的心性要善于调节。李白的"天生我才必有用"，苏轼的"但愿人长久，千里共婵娟"，范仲淹的"不以物喜，不以己悲"，都是在遭受挫折时对心态的很好调节。成功在握，你可以忘形一乐，只是不要背上包袱；遭遇打击，你可以痛哭流涕，只是不能留下阴影。

林肯年轻时不仅喜欢评论是非，而且还常写诗讽刺别人。林肯在伊利诺州回春田镇当见习律师后，仍然喜欢在报上抨击反对者。1842 年秋，他又写文章讽刺一位自视甚高的政客詹姆士·席尔斯。他在《春田日报》上写了一封匿名信嘲弄席尔斯，全镇哗然，引为笑料。自负而敏感的席尔斯当然愤怒不已。最后终于查出了写信的人，他跃马追赶林肯，下战书要求决斗。而林肯能写诗作文，却不善打斗，但迫于情势和尊严，他不得不接受挑战。到了约定日期，林肯和席尔斯在密西西比河岸碰面，准备一决生死，幸好有人挺身而出，阻止了他们的决斗。

在这件事中，林肯汲取了教训。此后，他行事就小心稳重多了。俗话说："不经一事，不长一智。"林肯经历的事情使他终身受益。许多人因岁月流逝，人事更迭，体味到心性与处世的关系，因而心性也趋向平和、完善。

曾经有位医生在替一位企业家进行诊疗时，劝他多多休息。这位病人愤怒地抗议说："我每天承担巨大的工作量，没有一个人可以分担一丁点儿的业务。医生，您知道吗？我每天都得提一个沉重的手提包回家，里面装的是满满的文件呀！"

"为什么晚上还要批那么多文件呢？"医生讶异地问道。

"那些都是必须处理的急件。"病人不耐烦地回答。

"难道没有人可以帮你忙吗？助手呢？"医生问。

"不行呀！只有我才能正确地批示呀！而且我还必须尽快处理完，要不然公司怎么办呢？"

"这样吧！现在我开一个处方给你，你能否照着做呢？"医生说道。

这病人听完医生的话，读一读处方的规定——每天散步两小时；每星期空出半天的时间到墓地一趟。病人奇怪地问道："为什么要在墓地待上半天呢？"

"因为……"，医生不慌不忙地回答，"我是希望你四处走一走，瞧一瞧那些与世长辞的人的墓碑。你仔细思考一下，他们生前也与你一样，认为全世界的事都得扛在双肩。如今他们全都长眠于黄土之下，也许将来有一天你也会加入他们的行列。然而整个地球的活动还在永恒不断地进行着，而其他世人则仍是如你一般继续工作。我建议你站在墓碑前好好地想一想这些摆在眼前的事实。"

医生这番苦口婆心的劝谏终于敲醒了病人的心灵。病人依照医生的指示，释缓生活的步调，并且转移一部分职责。从此他知道了生命的真义不在急躁或焦虑，当然最后他的心也得到平和，而事业也蒸蒸日上。不要总是把郁闷埋在心底，不要一个人躲在角落里哭泣，任何时候你都不应该是孤独无助的，心性在等待你亲身去磨砺。

心理处方

　　人们要是改变对周围的事与他人的看法，就会惊讶地发现生活中的状况也会有非凡的改变。人们的内心都有一股神奇的力量，那就是自己的思想力量，人们提升了自己的思想，就能上进，就能克服更多的忧虑、恐惧甚至各种病痛，从此改变自己的人生。不被暂时的成败左右，最终的胜利必将属于我们。

你能做到将心比心吗

　　几千年前，孔子的学生子贡问孔子："有没有一句可以信奉终身的人生箴言？"孔子回答道："己所不欲，勿施于人。"这是对中国人安身立命的深刻概括。"己所不欲，勿施于人"，凡是自己不喜欢和不愿接受的事情，就不要强加给别人。依据这个原则，虽然我们还不能判断什么是应该做的，但至少可以知道什么是不应该做的，所以孔子的这句箴言包括了安身立命的全部道理。

　　在这个世界上，每个人在自己的人生轨道上都有自己的利益和追求，难免有越轨抢道、碰撞争执的时候。人人都不希望自己的行为受到太多的约束。我们不妨来看看，一个人的行为所产生的后果有些什么特点。一个人行为所产生的后果可以分为三种情况：

1. 个人行为的后果只涉及到他本人，与其他人或群体无关；

2. 个人行为的后果将影响到他人的利益；

3. 个人行为的后果将影响到某一群体组织的利益。

对于第一种情况，个人行为的自由是应该得到充分保障的，对于这种行为，他人可以规劝、说服，乃至恳求其改变，但没有理由干涉它或阻止它。任何人的行为，只有涉及他人或其他群体时才需对社会负责。不过我们平时属于第一种情况的行为并不是很多，大部分行为是属于后两种情况。在后两种情况下，一个人行为的自由必须以其后果不影响或不危害他人的利益为前提，否则，社会就有权利干涉或中止这个行为。这个道理虽然极其简单，却是人类一切法律赖以存在的前提，也是社会舆论和道德标准的根基。

"己所不欲，勿施于人"，简单地说就是恕人，推己及人。用孔子的话说，这是可以终身照着去做的实行仁德的方法。所谓"己所不欲，勿施于人"，就是用自己的心推及别人；自己希望怎样生活，就想到别人也会希望怎样生活；自己不愿意别人怎样对待自己，就不要那样对待别人。总之，从自己的内心出发，推及他人，去理解他人，对待他人。推己及人，和以情度情，将心比心，设身处地为别人想是一个意思。

播种一种行动，你会收到一种习惯；播种一种习惯，你会收到一种个性；播种一种个性，你会收到一种命运；播种一种善行，你会收到一种善果；播种一种恶果，你会收到一种恶果。

一个人怎样决定一件事自己是做还是不做呢？西方人用穷举法为此设立了无数的法律条文。中国人不喜欢被众多的条文所约束，再说，不少人的能力也没有达到记识每一条法律条文的程度。中国人宁可用一种更模糊更简单的方式，凭自己的良心直觉来做出是非的判断与选择。在中国人看来，人与人之间本来没有什么不同，糖吃起来人人都觉得甜，风吹上来人人都觉得凉。所以，一个人决定做不做一件事，不需要去问律师或法官的意见，只需问一问自己：我做这件事所产生的后果我自己觉得如何，如果自己能够接受，那么估计别人也能容忍；如果自己不能容忍，别人肯定也不愿意接受。这就叫以情度情，将心比心。

"己所不欲，勿施于人"，源于个人的同情，同情对于个人来说并不陌生，即使一个人从来不同情别人，至少也会被别人同情。我们看到幼童将要落井，心中不免一紧，这便是同情；我们看到朋友失恋，心头难免沉重，这也是同情。这里所说的同情并非仅仅是一种怜悯，怜悯是同情的一种，但同情不全是怜悯。在较高层次上说，同情当指把我们自己与别人或物等同起来，使我们也分享他们的感觉、情绪和感情。同情需要有一定的生活经验为基础，过去的经验使我们了解在什么样的情况境遇下会产生什么样的感情，当我们看到别人处在自己曾经处过，或者凭经验很容易在想像中体验的情境时，我们就开始将心比心，设身处地地把自己与他们等同起来，去分享他们的喜怒哀乐和悲欢离合。在这样的情况下，什么是己欲，什么是他欲，便清清楚楚、明明白白了，接下来该做什么、不该做什么，自己也很明白。

人的同情心是一种崇高博大的情怀，是人与人以及人与物之间沟通交流的媒介。在传统社会里，这种道德意境被概括为"仁"。现代人常常对古人的一个"仁"字迷惑不解。什么是"仁"呢？其实很简单，人与人之间的同情、理解、沟通、默契、和谐便是"仁"。仁者人也，两个人在一起，能够在情感上彼此合二为一，这便是仁。仁不仅限于人与人之间，也可存在于人与物之间。人对万物的同情使人产生与天地万物同类的同体感觉，由此引发以仁爱之心待人待物的道德良知。王阳明说，人看到孺子入井，肯定会有怵惕恻隐之心，就是因为人心之仁与孺子同体，孺子与他是同类；人看到鸟兽哀鸣就产生不忍之心，也是因为人心之仁与鸟兽同为一体，鸟兽也是有知觉的；人看到草木被摧折，必然有悯恤之心，是因为人心之仁与草木同为一体，草木也是有生命的东西；人见到瓦石被毁坏，必然有顾惜之心，这是因为人心之仁与瓦石同为一体。于是，人将万物视为一体，将天下看成一家。于是，君臣、夫妇、兄弟、朋友，以及山川、鬼神、鸟兽、草木都是自己亲爱的对象，达到尽仁、尽善、尽性的人生最高境界，这样的人称为"大人"。《大学》中的"大学之道在明明德，在亲民，在止于至善"就是指这种"大人"的生活之道。

既然有"大人"，当然就有"小人"。按中国人的想法，人与人、人与物本来都是同根同脉，同心同德，不分彼此。但是因为每个人都有一个属于自己的躯壳形骸，于是便很容易从身躯上分出个你我他，由此产生种种分隔隘陋的私欲之蔽，这样的人就变成了"小人"。"小人"自然泯灭了人性中仁爱亲善的灵光，终日围着自己的小圈子打转，为社会所不耻。

有人说，"推己及人，它也是一切道德，特别是公共道德的基础。如果人们心中都只有自己，完全不顾他人，那也就不会有公共道德。"的确，现在社会上许多不良现象，可以说都与缺乏将心比心的思想有关。这一点也是任何民族、任何社会、任何时代所普遍的，将心比心的思想是人类社会生活中应该普遍遵守的基本公共生活准则。

有一群人在讨论什么是"文明"的标准，他们的最终的结论是，时时想到他人就是文明。这个结论通俗而又生动地反映了文明的本质。精神文明是人类社会生活的需要。有了社会生活，就需要有一定的规范来维持社会秩序的稳定，也要求人们自觉遵守这些规范，使自己的行为有利于而不是妨碍社会生活的发展。换句话说，就是要求人们时时想到他人、想到社会，这也就是文明的要求。将心比心的思想，正是反映了文明的这个最基种的精神。

社会生活发展得越快，对文明的要求也就越高，这就要求人们自觉地把自己放到社会中，想到自己言行的社会影响，想到社会和他人。在现代世界已然成为地球村的情况下，人们的一举一动都与社会、与他人有着密切的联系。从这一点上看，随着社会的发展，培养好的人缘也就有了重要的意义。

一个人孝敬父母，并不是出于什么法律或道德责任，只是他觉得父母从小精心抚养自己，所以现在需要尽力还报；同样，一个人讲究信用，也不一定是为了履行合同或诺言，只是他希望别人也能对他讲究信用。中国人之所以显得富有人情味，并非因为中国人懂得深奥的人生哲理，也不是由于中国人熟记多少道德教条，事实上，中国人很少从哲理和教条出发来决定生活的取舍，他们只是简单地以自身的经验来衡量他人的感受，这种做法有时候遇到古怪而不通人性的人或许要碰壁，但好在大多数人都能将心比心、声气相通，甚至肝胆相照，所以这种设身处地为别人着想的安身立命的艺术运用起来总是那么得心应手。

心理处方

人与人之间，能够真正形成沟通，达成理解，不是靠逻辑或教条，而是靠感情。将心比心，需要借助于某种媒介，这种媒介就是人的感情。中国人常说"通情达理"四个字，一个人只有"通情"才能"达理"，不通情则不能达理。

你时常觉得自己不快乐吗

一位老人被电视台节目主持人作为特约嘉宾邀请来参加活动。他确实是一个非常杰出的老人。他的讲话完全没有经过特别的准备，更没有经过任何排练。这些话与他的个性是完全一致的，他精神矍铄，容光焕发，内心充满快乐。无论他想说什么，他都毫不掩饰，而且思维敏捷。他的机智幽默，让听众十分欣赏，大家都非常喜爱他。这次节目，他给人以深刻印象，他也和其他人一样感到特别兴奋。

最后，节目主持人问这位老人为什么总是这样高兴："你一定有什么特别的让自己快乐的秘密。"

"不，没有，"老人回答说，"我没有什么特别的秘密。这只不过和你脸上的鼻子一样普通。每天早上起床的时候，我有两种可能的选择：要么快乐，要么不快乐，你想我会选择什么呢？当然，我会选择快乐，这就是全部的秘密所在。"

这似乎也太过于简单，而且这个老人的思想也好像是太肤浅。但是，这让我们想到了林肯，林肯曾经说过境由心造，你的心里有多快活，你也就会得到多少快活。如果你想让自己不快乐，那你时时刻刻都可以不快乐。而且，这也是世界上最容易做到的事情，只要选择不快乐就可以了。你可以告诉自己什么事情都不顺利，没有什么事情可以让自己满意，那么，你肯定就快乐不起来。

但是，如果你对自己说："事情进展良好，生活也不错，所以，我选择快乐。"那么，你肯定就会快乐。

"人们本来是可以生活得更快活一些的，但是五个人中有四个放弃了本应有的快乐，"成功学大师卡耐基说，"不快乐是人们心境的普遍状况。人们的生活境况是否像这样，我不敢妄下结论，但我发现，生活不幸福的人比我想象的要多得多。因为生活幸福，是人们对生存状态的最基本的要求，所以，我们必须改变这种状况。幸福是可望而且可及的，获得幸福也绝不是一件很复杂的工作。任何人只要渴望幸福，只要愿意为此努力，只要把握和实践正确的方法，他就一定能成为一个幸福的人。"

我们快乐与否在很大程度上取决于我们的心灵所养成的习惯。培养欢畅的心境，养成快乐的习惯，生活就会变得五光十色。

当你在生活中遭遇不幸的时候，你改变不了环境，但你可以改变自己；你改变不了事实，但你可以改变态度；你改变不了过去，但你可以改变现在；你不能改变他人，但你可以掌握自己；你不能预知明天，但你可以把握今天；你不可以样样顺利，但你可以事事尽心；你不能延伸生命的长度，但你可以决定生命的宽度；你不能左右天气，但你可以改变心情；你不能选择容貌，但你可以展现笑容。

事实上，人的注意力是有限的。当你在注意一件事情的时候，你注意不到其他事情。所以，从抑郁中摆脱出来的方法并不复杂。

英国作家萨克雷有句名言："生活是一面镜子，你对它笑，它就对你笑；你对它哭，它也对你哭。"确实，不管你生活中有哪些不幸和挫折，你都应以欢悦的态度微笑着对待生活。

有一位老师教小学生写作文，题目是："快乐是什么"。一个小女孩写道："快乐就是在寒冷的夜晚钻进厚厚的被子里去，快乐就是让自己快乐。"是的，快乐就是让自己快乐。

历史学家维尔·杜兰特希望在知识中寻找快乐，却只找到幻灭；他在旅行中寻找快乐，却只找到疲倦；他在财富中寻找快乐，却只找到纷乱忧虑；他在写作中寻找快乐，却只找到身心疲惫。

有一天，他看见一个女人坐在车里等人，怀中抱着一个熟睡的婴儿。一个男人从火车上走下来，走到那对母子身边，温柔地亲吻女人和她怀中的婴儿，小心翼翼地不敢惊醒他。这一家人然后开车走了，留下杜兰特深思地望着他们离去的方向。他猛然惊觉，原来日常生活的一点一滴都蕴藏着快乐。

我们大多数人一生中不见得有机会可以赢得大奖，如诺贝尔奖或奥斯卡奖，大奖总是保留给少数精英的。理论上来说，每个自由地区出生的孩子都有当上总统的机会，但是实际上，我们大多数人都会失去这个机会。不过，我们都有机会得到生活中的小奖赏。每一个人都有机会得到一个拥抱，一个亲吻，或者只是一个就在大门口的停车位！生活中到处都有小小的喜悦，也许只是一杯冰茶，一碗热汤，或是一轮美丽的落日。更大一点的单纯乐趣也不是没有，生而自由的喜悦就够我们感激一生的了。这许许多多点点滴滴都值得我们细细去品味，去咀嚼。也正是这些小小的快乐，让我们的生命更可亲，更可眷恋。

如果生命的大奖落到你头上，务必心怀感激。但即使它们与你失之交臂，也无须嗟叹。尽情去享受生命的小奖吧！昨日的英雄只是今日的尘土，生命的大奖只是雪泥鸿爪，瞬间消逝，但是那些小小的喜悦却是日常生活中俯拾即是，不虞匮乏的。人生的大奖毕竟少有，可是只要你睁大眼睛与心灵，到处都可以发现那些小小的幸福。

心理处方

下面介绍几条原则，只要你反复地认真施行，就可能减轻或者消除你的烦恼。

1. 往好的地方想

有时，人们变得焦躁不安是由于碰到自己无法控制的局面。此时，你应承认现实，然后设法创造条件，使之向着有利的方向转化。此外，还可以把思路转向别的事上，诸如回忆一段令人愉快的往事。

2. 不要把眼睛盯在"伤口"上

如果某些烦恼的事已经发生，你就应正视它，并努力寻找解决的办法。如果这件事已经过去，那就抛弃它，不要把它留在记忆里，尤其是别人对你不友好的态度，千万不要念念不忘，更不要说："我总是被人曲解和欺负。"当然，有些不顺心的事，适当地向亲人或朋友吐露，可以减轻烦恼造成的压力，这样心情会好受一些。

3. 放弃不切实际的希望

做事情总要按实际情况循序渐进，不要总想一口吃个胖子。有人为金钱、权力、荣誉奋斗，可是，这类东西你获得得越多，你的欲望也就会越大。这是一种无止境的追求。一个人发财、出名似乎是瞬间的事情，而实际上并不然。因此，你应在怀着远大抱负和理想的同时，随时树立短期目标，一步步地实现你的理想。

4. 要意识到自己是幸福的

有些人在烦恼来临时，总觉得自己是天底下最不幸的人，谁都比自己强。其实，事情并不完全是这样，也许你在某方面是不幸的，在其他方面依然是很幸运的。如上帝把某人塑造成矮子，但却给他一个十分聪慧的大脑。请记住一句风趣的话："我在遇到没有双足的人之前，一直为自己没有鞋穿而感到不幸。"生活就是这样人，但又充满着幽默之味，想到这些，你也许会感到轻松和愉快。

5. 享受生活中的每一个小小的喜悦

人是需要享受生命的。无论你多忙，你总有时间选择两件事：快乐还是不快乐。早上你起床的时候，也许你自己还不知道，不过你的确已选择了让自己快乐还是不快乐。

嫉妒是一种慢性毒药

嫉妒如同祸水，不知害了多少人。嫉妒是一种慢性"毒药"，让人不辨是非。对人无端生怨，让自己身心俱损。嫉妒是产生"恶毒仇恨""无名怒火"的重要根源。

嫉妒是一种卑劣的心理状态。善妒者总爱和别人攀比，凡事唯恐别人抢先一步。看到别人超过自己，他不怪自己不努力、不进取，只怪别人比自己强，只恨别人有本领。妒火中烧，使他头脑发昏，丧失理智，甚至堕落到极其卑劣和凶残的地步。

卢梭说："人除了希望自己幸福之外，还喜欢看到别人的不幸。"这句话不仅道出人类容易嫉妒的心理，对人类幸灾乐祸的想法更是一针见血。

嫉妒源于私心。如果真正大公无私，能全方位考虑问题，就不会产生嫉妒心理，他人也会为你的崇高而感到由衷的喜悦，并以"见贤思齐"来要求和勉励自己。不嫉妒不仅会激励别人，更能培养自我的身心。

荀子说："君子以公理克服私欲。"孔子说："君子明于道义，小人明于势利。"义，是天理所应实行的；利，是人情所应思索的。小人放纵私欲，不明天理，所以嫉恶别人；君子则根据天理行事，便没有人欲的私心，所以能泛爱人。

某画家的作品有一定的影响，还会给自己带来不菲的收入，但他从不看重这些，也不嫉妒他人——他的座右铭是"我永远是个小学徒"。他追求艺术的理想还像童年那样执著单纯，他追求成功但绝不嫉妒比他更成功的人。也许他成功的奥秘正在于此。

各方面条件与自己相同或不如自己的人居于优位，自己所厌恶或轻视的人居于优位，与自己同性别的人居于优位，这些都是引发嫉妒的主要因素。

在职场上，你被派去单独完成一项任务，之前别人去没能完成，而你却分分钟办妥。这时，你的聪明能干，就会招致嫉妒。如果你说"我卖力肯干"，就容易让人觉得你处于优位是理所当然的，因而会嫉妒你的能干。但你说"多亏了先生们大力帮助"，这就使人产生"还没忘了我的苦劳"这样的心理平衡。

处于优位是可喜可贺的事，加上别人一奉承，更是容易让人喜形于色，无形中加强别人嫉妒。所以，面对别人的赞许应谦和有礼，不仅可以显示出自己的君子风度，淡化别人对你的嫉妒，而且博得对你的敬佩。谁都希望成功而得到他人的夸奖，但事实上总会有悬殊的差别。当同事、朋友各方面条件都差不多，其中有人成功，别人若不是提及，有时还不觉得。一旦有人提起，其他人听了就不好受，难免不妒火中烧。

任何环境中都能见到昆虫的影子。据说，昆虫进化之奥秘在于嫉妒异类，清除异类。不知不觉地嫉妒别人、背叛同伴的人，常常把自己也一起毁灭了。

一个人身上的劣势能淡化其优势，给人以"平平常常"的印象。

当你成功时，很容易招致别人的嫉妒。这个时候你就要学会一些小技巧，来避免或减轻别人对你的嫉妒。注意突出自己的劣势，就会减轻嫉妒者的心理压力，产生一种"他和我一样无能"的心理平衡，从而淡化乃至免却对你的嫉妒。每个人都有自己成功的地方，也有不成功的地方。显示自己不成功的地方并虚心向别人学习，也正是为了巩固自己的成功。

在众人面前谈某一群体中的某人时，你若说"我们很要好"之类的话，对方很容易产生冷漠。因为这种称谓具有明显的排他性，对方会对"我们"中的人员滋生嫉妒。通过艰苦努力所得到的成果很少被人嫉妒，如果我们处于优位确实是通过自己的艰苦努力得到的，那么不妨将"艰苦历程"诉诸他人，加以强调以引人同情，减少嫉妒。

聆听越多，你就会变得越聪明，就会被更多的人喜爱，就会成为很好的谈话伙伴，而不会招致别人的嫉妒。一个好的听众比一个擅长讲话者会赢得更多的好感，这是因为一个好的听众总能倾听他们自己。生活中没有什么比做一名好听众能更能有效地帮助你。

成为一名好的听众，注视说话者，对方的话如值得你聆听，便应值得你注视；靠近说话者，专心致志地听，让对方感觉到你不愿漏掉任何一个字；提问使说话者知道你在认真地听（提问题是一种较高形式的奉承）；不要打断说话者的话题，直到他自己结束为止；使用说话者的人称——"您"和"您的"——如果你用了"我""我的"这类词，就意味着在把注意力从说话者转移到了你自己身上，这就会使你在自我的张扬中受到他人的嫉妒。

心理处方

嫉妒心理是由于个人虚荣心在作祟，易嫉妒者需要做到的是：

1. 淡化嫉妒

即淡化优位。你不比别人强，别人嫉妒你什么？认为自己不比别人强，这一下子别人反倒不再嫉妒你，也会认为你是靠自己的努力得来的优位。

2. 加强思想修养，克服虚荣心

把别人的成就和荣誉当作自己学习的榜样和前进的动力，这是甩掉嫉妒的根本方法。甩掉嫉妒，敢于承认自己的不足，是一种谦逊的美德。学会淡化嫉妒心理，将有利于减少人们彼此的敌意和隔阂。

嫉妒是一条凶悍的毒蛇

嫉妒之心是人类心灵上的毒瘤，不知伤害了多少人！嫉妒是一种难以公开的阴暗心理，它常常会对人们造成了严重的心理危害。在日常工作和社会交往中，嫉妒的对象常常是一些与自己旗鼓相当、能够形成竞争的人。比如：对方的一篇论文获奖，人们都过去称赞和表示祝贺，自己却木呆呆坐在那里一言不发。由于心存芥蒂，事后也许或就这篇论文，或就对方其他事情的"破绽"大大攻击一番。对方再如法炮制，以牙还牙。如此恶性循环，必然影响双方的事业发展和身心健康。

人的心态危情之一便是常害"红眼病"，"妒人之能，幸人之失"，从而上演了一场场丑陋的嫉妒闹剧。嫉妒是一条凶悍的毒蛇，吞噬着人焦灼的心灵。

《三国演义》中，有位文武双全的大英雄叫周瑜。这位当时很了不起的美男子，年纪轻轻就任东吴大都督的要职，在赤壁之战中，更显出其叱咤风云、谋略高人一等的政治军事奇才。他居然以少量兵力，取得大破曹操八十万大军的辉煌胜利，在历史上留下千古绝唱的赫赫声名。据说，此人不仅披挂上马，能征善战，运筹帷幄，决胜千里，文韬武略堪称上乘，是位难得的英俊奇才，而且，他还熟谙音律。有传闻说他听音乐演奏时，若谁奏错一个音符，他便即刻能耳辨明详。因此，当时有"曲有误，周郎顾"之说。当后人对周瑜其人褒奖盛赞之际，人们也同时看到了这位英年早逝者的两大致命弱点，那就是他的量窄和嫉才。

周瑜一生度量狭窄，人人皆知。比如，在取得火烧赤壁大战成功后，竟容不下与他共同抗曹的诸葛亮，并密令部将丁奉、徐盛击杀诸葛亮。不料孔明早有准备，密杀未成，为此周瑜万分气愤。如此不能容人的周瑜，密除同盟，过河拆桥，实在让人心寒并为之可悲。

周瑜为什么容不下诸葛亮？原来，足智多谋的诸葛亮处处高周瑜一筹，尤其在关键时刻，事事想在周瑜之前，且能将周瑜内心活动看得入木三分。这使得周瑜妒嫉得寝食难安，并随时想除掉才智高于自己的诸葛亮。而孔明总于周瑜谋害前就有了防备，这更使周瑜气憋于心。嫉才的结果，反把周瑜自己给活活"气死"。

有道是："人之将死，其言也善。"可周瑜在临死之前，非但未能悔悟自己的致命弱点，反而含恨仰天长叹曰："既生瑜，何生亮？"连叫数声而亡。可见其量窄嫉才之心。因此，后人都评说周瑜是因肚量窄而害了他自己。周瑜心胸狭窄、嫉才、妒能、害人而最终害己的惨痛教训，给后人留下了深刻的教训。

对别人的嫉妒，其实是对自己的一种惩罚。有人看见别人日子过得比自己好，便气不打一处来，说人家的钱来路不明；有人见别人打扮得漂亮一些，便不由得在心里骂一句"臭美"；人家添置了新家电、装修了房子，便议论人家"烧包"。这实际是一种典型的嫉妒心理在做怪。这样做对别人丝毫无损，只能惹自己生气。如果能调整一下心态，换一个角度来看问题，也许就会是另一番景象。

《浮士德》中写道："嫉妒是来自地狱的一块嘶嘶作响的灼煤。"嫉妒是一些人心态不平衡的表现。有嫉妒之心者，往往也自高自大，认为自己"天下第一"，从而看不起别人，置别人的成绩于不顾，贬别人的才干如草芥。而当别人取得一些成绩时，他的心理便会失去平衡，总要千方百计地给那些优于自己的人制造种种麻烦和障碍：或打小报告，无中生有，唯恐天下不乱；或做"扩音器"，把一件芝麻大的事情闹得满城风雨。嫉妒者还终日郁郁寡欢，唉声叹气。只有别人降到了与他一样的或更低的位置，他们才认为这样可以理所当然地消除妒气，从而偃旗息鼓。这也正应了"小人常戚戚，君子坦荡荡"一说，嫉妒别人者当也属于小人之列。

当嫉妒心理很强烈时会产生报复心，把嫉妒对象作为发泄的目标，使其蒙受巨大的精神或肉体伤害。年轻人的嫉妒心理出现以后，如果不能直接用某种嫉妒行为达到目的，就可能会转而等着看嫉妒对象的"好戏"，稍有一点挫折或失败出现在嫉妒对象身上，他们便幸灾乐祸，鼓倒掌、喝倒彩，以此挖苦对方，满足自己日益膨胀的嫉妒心理需要。如果嫉妒对象遭受到比较大的挫折，他们更是乐不可支，不给予半点同情和安慰。实际上，嫉妒心理及相应的嫉妒行为除了暂时地平衡他们的心理之外，毫无可取之处。一方面，身受其害的嫉妒对象会远离这个"作恶多端"的嫉妒者，旁观者也会对嫉妒者的小人行径不满，嫉妒者以前建立的一些人际关系也可能由此而失去和谐，变得紧张起来。另一方面，嫉妒者也不是一个胜利者，他们自己承受着巨大的心理痛苦，在以后的交往活动中就会裹足不前，不敢与那些条件优越或有很强能力的人交往。所幸的是，严重的嫉妒心理在大多数人那里找不到生长的温床，只有心胸狭隘得容不得别人有半点超出自己的人才会这样。

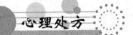

心理处方

化解嫉妒心理的良方是：

1. 胸怀大度，宽厚待人

真诚地赞赏比自己优秀的人或自己的对手。

2. 见贤思齐

一个有道德，积极进取，且思想纯正的人，当他发现有人比自己做得好、比自己有能力时，从不会对别人心生不满，而是从别人的成绩中找出自己的差距所在，从而振作精神，向他人学习。这样，便有可能在一种积极进取的心理状态下，迸发出创造性，赶上或超过曾经比自己强的人。这就是古人说的"见贤思齐"。

3. 有自知之明，客观评价自己

当嫉妒之心萌发时，或是有一定表现时，要积极主动地调整自己的意识和行动，从而控制自己的动机和感情。这就需要冷静地分析自己的想法和行为，同时客观地评价一下自己，从而找出自己与别人的差距。当认清了自己后，再评价别人，自然也就能够有所觉悟了。

4. 调整心态

嫉妒是由一种不良的心理状态引起的，原因多种多样。只要能对自己看问题的视角做必要的调整，便会发现嫉妒别人是完全没有必要的，也是毫无意义的。

5. 少一分虚荣就少一分嫉妒

虚荣心是一种扭曲了的自尊心。自尊心追求的是真实的荣誉，而虚荣心追求的是虚假的荣誉。对于嫉妒心理来说，它意味着要面子。不愿意他人超过自己，以贬低他人来抬高自己，正是一种虚荣，一种心理的需要。单纯的虚荣心与嫉妒心理相比，还是比较好克服的。而两者又是紧密相连的，所以克服一分虚荣就会少一分嫉妒。

6. 吃一颗快乐灵药

快乐之药可以治疗嫉妒。要善于从生活中寻找快乐，就正像嫉妒者随时随处为自己寻找痛苦一样。如果一个人总是想：比起别人可能得到的欢乐来，我的那一点快乐算得了什么呢？那么他就会永远陷于痛苦之中，陷于嫉妒之中。快乐是一种情绪心理，嫉妒也是一种情绪心理。哪种情绪心理占主导地位，主要靠自己的调整。

执著就一定好吗

没有什么事物是永远静止不变的，换个角度去思考，就有可能发现另一番风景。

执著是一种良好的品质，但有的时候并不一定是好事。无论是做人，还是做事，都要学会创新。因为只有创新才会找到方法，才会获得一条捷径。

创新，就是以改变自己为前提，获取成功。哲学家讲："你改变不了过去，但你可以改变现在；你想要改变环境，就必须改变自己。"

种子落在土里长成树苗后最好不要轻易移动，一动就很难成活。而人就不同了，人有脑子，遇到了问题可以灵活地处理，这个方法不成就换一个方法，总有一个方法是对的。做人做事要学会创新，不能太死板，要具体问题具体分析。不要被经验束缚了头脑，要冲出惯性思维的樊篱。执著很重要，但盲目的执著是不可取的。

有这样一个故事：

村庄里有一位对上帝非常虔诚的牧师，40年来，他照管着教区所有的人，施行洗礼，举办葬礼、婚礼，抚慰病人和孤寡老人，是一个典型的圣人。有一天下起雨来，倾盆大雨连续不停地下了20天，水位高涨，迫使老牧师爬上了教堂的屋顶。正当他在那里浑身颤抖时，突然有个人划船过来，对他说道："神父，快上来，我把你带到高地。"

牧师看了看他，回答道："40年来，我一直按照上帝的旨意做事，我施行洗礼，举办葬礼，抚慰病人和孤寡老人，我一年只休一个星期的假期，而在这一个星期的假期中，你知道我干什么去了？我去了一家孤儿院帮助做饭。我真诚地相信上帝，因为我是上帝的仆人，因此你可以驾船离开，我将停留在这里，上帝会救我的。"

那人划着船离去了。两天之后，水位涨得更高，老牧师紧紧地抱着教堂的塔顶，水在他的周围打着旋转。这时，一架直升机来了，飞行员对他喊道："神父，快点，我放下吊架，你把吊带在身上安好，我们将把你带到安全地带。"对此老牧师回答道："不，不。"他又一次讲述了他一生的工作和他对上帝的信仰。就这样，直升机也离去了，几个小时之后，老牧师被水冲走了。

善良的牧师被冲走之后，灵魂升入了天堂。他对自己最后的遭遇颇为生气，来到天堂时，情绪很不好。他气冲冲地走着，突然间碰到了上帝，上帝惊讶地看着他，说道："神父！多令人惊奇！"对此，老牧师凝视着上帝，说："哦！惊奇是吧？40年来，我遵照你的旨意做事，有过之而无不及，而当我最需要你的时候，你却让我淹死了。"

上帝望着他，迷惑不解地说："你被淹死了？我不相信，我确信我给你派去了一条船和一架直升机。"原来，这一场悲剧的上演全是因为这位牧师不懂变通啊！

俗话说："变则通，通则久！"所以在生活中，我们应该学着变通，不能死钻牛角尖，此路不通就换条路，千万不能一条路走到黑，生活不是一成不变的，我们也应该求新求变。

记载商鞅思想言论的《商君书》中有一段名言："聪明的人创造法度，而愚昧的人受法度的制裁；贤人改革礼制，而庸人受礼制的约束。"圣人创造"规矩"，开创未来，常人遵从"规矩"，重复历史。区别就在于思想是否解放，是否敢于创新，敢于自主地、实事求是地思考分析问题。

许多成功人士一生不败，关键就在于用了为人处世的创新之道，进退之时，俯仰之间，都超人一等，让他人暗自佩服，以之为师。

学会为人处世的创新之道不是说说而已，它决定你能否从人群中脱颖而出；凡不知为人处世的创新之道者，一定会在许多重要时刻止步不前，固守牢笼。

学会创新，是做人做事之诀窍。尤其是当你身处困境之时，灵活创新的能力能为你带来成功的机会。

在生活和工作中，当我们遇到障碍，经过努力仍然没有进展的时候，就要想想是不是可以从其他角度来解决这一问题。换个角度去思考问题，往往能将你带到一种柳暗花明的新境界。在面对这个问题时，不能只是盲目的执著，也不能只从问题的直观角度去思考，要不断挖掘自己的潜力，从不同的角度寻找解决问题的办法，这样往往就会使问题出现新的转机。

下面的这个故事就阐释了这个道理。

杨亮是一家大公司的高级主管，他面临一个两难的境地。一方面，他非常喜欢自己的工作，也获得了工作带来的丰厚薪水——他的位置使他的薪水只增不减。但是，另一方面，他非常讨厌他的上司，经过多年的忍受，他发觉已经到了忍无可忍的地步。在经过慎重思考之后，他决定去猎头公司重新谋求一个别的公司高级主管的职位。猎头告诉他，以他的条件，再找一个类似的职位并不难。

回到家中，杨亮把这一切告诉了他的妻子。他的妻子是一个教师，那天刚刚教学生如何重新界定问题，也就是把你正在面对的问题换一个角度考虑，把正在面对的问题完全颠倒过来看——不仅要跟你以往看这问题的角度不同，也要和其他人看这问题的角度不同。她把上课的内容讲给了杨亮听，杨亮听了妻子的话后，一个大胆的主意在他脑中浮现了。

第二天，他又来到猎头公司，这次他是请猎头公司替他的上司找工作。不久，杨亮的上司接到了猎头公司打来的电话，请他去别的公司高就，尽管他完全不知道这是他的职员和猎头共同努力的结果，但正好这位上司对于自己现在的工作也厌倦了，所以没有考虑多久，他就接受了这份新工作。

这件事最奇妙的地方，就在于上司接受了新的工作，结果他目前的位置就空出来了。杨亮申请了这个位置，于是他就坐上了以前他上司的位置。

在这个故事中，杨亮本意是想替自己找份新工作，以躲开令自己讨厌的上司。但他的妻子让他懂得了如何从不同的角度考虑问题，结果，他不仅仍然干着自己喜欢的工作，而且摆脱了令自己无法忍受的上司，还得到了意外的升迁。

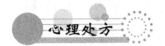

心理处方

俗话说："穷则变，变则通。"当某路走不通时，不要再一味坚持，而要变换思路，换个角度去思考。这个世界上，没有什么东西是永远静止不前的，我们的思维要学会创新，才能跟上时代的步伐。

作为有理想、有抱负的现代人，我们应努力培养自己突破创新的能力。这就需要我们在平常的工作生活中，不断搜集各种信息，对于身边发生的一切事情，都必须从不同的角度去思考，发掘一切机会，这样才有可能在自己的工作和事业上开创出一片新的局面。

宽容和怨恨，你会选择哪种

面对生活中种种的不平，你会选择以宽容还是计较的态度去面对。无疑，宽容才是正确的选择。道理大家都懂，但实际做起来，却不是那样容易。

一个人经历一次忍让，就会获得一次人生的洗礼；经历一次宽容，就会打开一道爱的大门。18 世纪，法国科学家普鲁斯特和贝索勒是一对论敌。他们围绕一个问题争论了有 9 年之久，他们都坚持自己的观点，互不相让。最后的结果是普鲁斯特获得了胜利，成了某科学定律的发明者，但普鲁斯特并未因此而得意忘形。他真诚地对与他激烈争论了 9 年之久的对手贝索勒说："要不是你一次次的责难，我是很难将定律研究下去的。"同时，普鲁斯特向众人宣告，这一定律的发现有一半功劳是属于贝索勒的，因为他认为是贝索勒促使定律得以昭示天下的。

在普鲁斯特看来，贝索勒的责难和激烈的批评，对他的研究是一种难得的激励，是贝索勒在帮助他完善自己。这与自然界中"只是因为有狼，鹿才奔跑得更快"的道理是一样的。

普鲁斯特的宽容博大是明智的，他允许别人的反对，不计较他人的态度，充分看到他人的长处，善于从他人身上吸取营养，肯定和承认他人对自己的帮助。正是由于他善于包容和吸纳他人的意见，才使自己走向成功。

这种宽容实在让人感动，想到时下科学界中相互诋毁、压制排挤、争名夺利等的现象已是屡见不鲜，让正直的人寒心。

科普勒是 16 世纪德国的天文学家，在年轻尚未成名时，曾写过一本关于天体的小册子，深得当时著名的天文学家第谷的赏识。当时第谷正在布拉格进行天文学的研究，第谷诚挚地邀请素不相识的科普勒和他一起合作研究。

科普勒兴奋不已，连忙携妻带女赶往布拉格。不料在途中，贫寒的科普勒病倒了。第谷得知后，连忙寄钱救济，这才让科普勒渡过了难关。后来由于妻子的缘故，科普勒和第谷产生了一些误会，又由于没有马上得到国王的接见，科普勒无端猜测是第谷从中使坏，于是，写了一封信给第谷，把第谷谩骂一番后，不辞而别。第谷其实也是个脾气极坏的人，但是受此侮辱后，第谷却显得异常平静。他太喜欢这个年轻人了，认定他在天文学研究方面的发展将前途无量。他立即嘱咐助手赶紧给科普勒写信说明原委，并且代表国王诚恳地邀请他再度回到布拉格。

科普勒为第谷博大的胸怀所感动，再一次与第谷合作，但是没过多久，第谷便重病不起。临终前，第谷将自己所有的资料和底稿都交给了科普勒。这种充分的信任使科普勒备受感动。科普勒后来根据这些资料整理出著名的《路德福天文传》，以告慰第谷的在天之灵。浩瀚如海洋般的宽容胸怀，使第谷为科学史留下了光辉的佳话。这种宽容像雨后的晴空，清新辽阔，一尘不染。

"大肚能容，容天下难容之事；开怀一笑，笑世间可笑之人""将军额上能跑马，宰相肚里可撑船"，这些话无非是强调为人处事要豁达大度，要奉行宽以待人的原则。也许是昨天，也许是在很早以前，某个人伤害了我们的感情，而我们又难以忘怀。我们自认为不该受到这样的伤害，因而它深深地留在我们的记忆中，在那里继续侵蚀我们的心。

当我们怨恨别人时，我们的内心被愤怒充溢着，这就等于给了别人制胜的力量，那力量妨碍我们的睡眠、我们的胃口、我们的血压、我们的健康和我们的快乐。如果对方知道他们令我们苦恼，令我们心存报复的话，他们一定非常高兴。我们心中的恨意完全不能伤害到他们，却使我们自己的生活变得像地狱一般。

广览古今中外，大凡胸怀大志，目光高远的仁人志士，无不是大度为怀，置区区小利于不顾；相反，鼠肚鸡肠，竞小争微，片言只语也耿耿于怀的人，没有一个是成就大事业的人。

哲学家汉纳克·阿里德指出，堵住痛苦回忆的激流唯一的办法就是宽容。宽容别人不是一件容易的事情，因为在一般人看来，正义的是非感告诉我们，人们必须为他所做事情的后果承担责任。但是宽容则能带来治疗内心创伤的奇迹，能使朋友之间去掉旧隙，相互谅解。

当人们受到不公平的待遇和很深的心灵创伤之后，人们自然对伤害者产生怨恨情绪。一位妇女希望她的前夫和新妻的生活过得艰难困苦，一位男子希望那个出卖了他的同事被解雇。怨恨是一种被动的、具有侵袭性的东西。怨恨，更多地危害了怨恨者本人，而不是被怨恨的人，因此，为了我们自己，必须消除怨恨。

心理处方

怎样才能消除怨恨呢？

1. 正视我们的怨恨

没有人愿意承认自己恨别人，所以我们就把怨恨埋藏在心底。但怨恨却在平静的表面下奔流，损伤我们的感情。承认怨恨，就等于强迫我们对灵魂施行手术以求早日痊愈，即作出宽恕的决定。我们必须承认发生的一切事情，面对另外一个人直接地说："你伤害了我。"

2. 深刻明白"冤冤相报何时了"

有人说，宽恕是软弱的表现，其实这是错误的，冤冤相报抚平不了心中的伤痕，它只能将伤害者和被伤害者捆绑在无休止的怨恨的战车上。印度前总经理甘地说得好："倘若我们大家都把'以眼还眼式'的正义作为生活准则，那么全世界的人恐怕就要都变成瞎子了。"

科学家勒候德·列布赫也说过这样一句格言："（第

二次世界大战后）我们最终必须与我们的仇敌和解，以免我们双方都死于仇恨的恶性循环之中。"如果我们那样做的话，我们会深深地伤害了自己。不要浪费一分钟时间去想那些我们根本就不喜欢的人，把精力和感情白白地耗费在他们身上，是最不值得的一件事了。

宽容和忍让也须有度

哲学上常常把"度"作为质和量的统一。也就是说，在"度"之中，包含了一定的量和质；在"度"之中，事物的性质变化于一定的范围之内，不会出现根本性的变化。然而，一旦超出了这个"度"，事物的性质便会出现新的特点，正如水在100℃之内仍然是水，可一旦烧开便变成了水蒸气了。

与人相处时，忍让和宽恕无疑是一种美德。但前提是必须把握住一定的限度，在无关紧要的小事上不必斤斤计较，但在原则问题上决不能退让。一个人如果不敢坚持原则，以牺牲根本的东西来换取一时的苟安，那他也就失去了做人的尊严和价值。在人们的眼中，这样的人只能是窝囊无能的懦夫形象，只能是个受气筒的形象。

在采取忍让策略的时候，也有一个"度"，比如在下列情况下，就不能一味采取宽容和忍让的策略。

有些人在侵犯别人的某种利益和权限之后，由于别人采取了宽容和忍让的态度，使之得逞。可是，这种人在得逞之后，发现了新的目标、新的利益，从而刺激了其利欲，以至于使原来的行为转化为另一种难以接受的事情。

人的行为很容易受习惯的支配，只要屈服过一次，就会一而再、再而三地屈服下去，所谓"事不过三"，说的是人们对同一对象的宽容和忍让，可以一次、两次，但决不可一让再让。在日常生活中，经常有一些这样"不识好歹"的人，他们为所欲为，得寸进尺，把同事及其他人的忍让当成是"好欺负"，可以占便宜，因此一而再、再而三地步步紧逼。

这时，作为当事人，便不能依然保持一种忍的态度，而必须随着事物性质的变化而考虑予以反击和抵抗。在日常生活中，这种情况是经常发生的。之所以会这样，就在于那些不识好歹的人常常会由于得到某些不公正的利益之后，使自己的行为在一种恶性膨胀邪念的驱动下，由一般的越轨而发展为犯罪。如果是这样，我们便不可一味地忍让下去了，应当适当地给对方一点"颜色"。

在我们身边的环境里，到处都是这样的受气者，他们看起来软弱可欺，最终也必然为人所欺。一个人表面上的软弱，事实上助长和纵容了别人侵犯他的欲望。俗话说："柿子拣软的捏。"人们发火撒气也往往找那些软弱者。不要成为受气包，一旦生气就应果断地行动。

忍无可忍的情况通常出现在一些公共场合之中。有些人以为别人也不认识自己，而且以后彼此间很难还会有相遇的时候，因而处于一种"匿名者"的安全区中。这样一种状态往往使人在一定程度上摆脱平时所承担的某些义务和责任，也会不同程度地放松良心对自己的约束，因而发生和做出一些不道德的、过分的行为举止。例如，在火车上、在公园里、在公共汽车里等等。非常有意思的是，在这种公共场合中，有些人也常常抱着一种大事化小，小事化了，尽量少惹麻烦的心理，对于一些过分的、带有攻击性的行为持忍的态度。这样，一方是咄咄逼人，另一方却又是息事宁人，很容易造成一种有利于某些人不断膨胀其侵犯心理的环境和条件。但是，也恰恰是在这种情况下，由于有些人肆无忌惮地一意孤行，也很容易把人们逼到一种"绝境"，以至于产生了一种忍无可忍的心理。

心理处方

面对对方一而再、再而三的挑衅，我们不须继续忍让，我们要明白：

1. 忍让到一定限度时，必须有所表示，让对方真正认识到自己的退让不是一种害怕和无能，而是出于一种大度。

2. 在经过几次宽容和忍让之后，看清了其真面目，则不应再忍让下去。可以适当地给对方一点"颜色"看看，并通过正当的方式勇敢地捍卫自己的权利，这样可以使对方认识到自己的错误。当然，这种晓之以厉害的方式和途径可以是多种多样的，但目的都是一个，就是让对方了解自己真正的态度。

3. 保持自己的骨气，把自己的刀剑插入刀鞘，但需要自卫时要毫不犹豫地拔出来。

4. 不失时机地在人前稍显勇气，是不可忽略的处世之智。我们要知道保持勇气的重要，不要过分抬高他人，以致对之心怀畏惧，没有谁能超越人性的局限。领导不过只是职位比别人高些，权威也只是一种地位带来的表

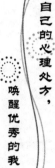
面力量而已。其实,为了保障自己必要的权利,人是应该有一点锋芒的。虽然我们不必像刺猬那样全副武装,浑身带刺,至少也要让那些凶猛的动物们感到无从下口,得不偿失。

拥有的越来越多,为何还是不开心

最近的你是不是有这样的困惑,为什么现在的旅游越来越不能给自己带来好心情?等有钱了有时间了去一趟西藏、云南、国外,然后忙着吃美食忙着拍照留念,最终仅仅代表曾经去过这个地方罢了。

为什么昂贵的相机却拍不出美丽的风景?我们疯狂地购买天价镜头,却往往发现没有时间出门,没有时间捕捉美丽的风景。

为什么昂贵的健身卡换不来健康的体魄?很多人花几千块钱来办俱乐部会员卡,却在会员卡过期时,才发现自己去的次数不超过五回。为什么我们拥有一所大房子,但感受不到家的温馨?为什么我们拥有代步车,却还是得不到自由?

我们以为用钱可以买来快乐,但买到的只是更多的困惑。我们大多数人的一生都在被幸福观左右着:票子、房子、车子是我们幸福生活的基础,于是我们像一架机器一样,日夜不停地运转。但当你拥有了一切之后,就一定会幸福吗?短暂的愉悦当然是有的,但幸福却未必有。

刘夏和所有其他的孩子一样,是个无忧无虑的孩子。但自打上小学一年级,刘夏开始了他忙碌奔波的一生。父母和老师总是语重心长地告诉他，好好学习，取得好成绩，这样长大后，才能找到一份好工作，不好好学习，就去做清洁工吧。渐渐地，刘夏接受了这些过来人的价值观，努力学习。取得好成绩时，父母和老师夸他，同学们羡慕他。

到高中时，刘夏已对此深信不疑：现在努力，是为了换取未来的幸福；没有痛苦，就不会有收获。当压力大到无法承受时，他安慰自己：一旦上了大学，一切就会变好。

收到大学录取通知书时，刘夏激动得落泪，他长长舒了一口气：现在，可以开心地生活了。但没过几天，他开始担心在和大学同学的竞争中，自己不能取胜。大学四年，刘夏忙忙碌碌，极力为自己的履历表增光添彩。

毕业后，天遂人愿，成绩优异的刘夏终于被一家世界五百强公司录用了。他又一次兴奋地告诉自己，这回终于可以享受生活了。可他很快就感觉到，这份高薪工作充满了压力。他又说服自己：没关系，努力工作，才能更快地升职。

经过多年的打拼，刘夏成立了自己的公司。他被身边的人认定为成功的典型。朋友拿他当偶像来教育自己的小孩。可是刘夏并不快乐。

机会越来越多，梦想越来越近，拥有的越来越多，可是幸福却离我们越来越远。看看身边那一个个忙碌又疲惫的身影，看看一张张或冷漠或麻木或无奈的脸，你会发现，这是一个疯狂的世界。在这个被物质、被功利主义主宰的时代，我们日复一日地在焦虑和压力的每一天中度过。生命只有一次，你确定这样的生活就是你想要的吗？

追求成功和更好的物质生活当然没有错，但是，追名逐利的你，别忘了幸福，别忽视了你内心的感受。幸福不是成功，不是以后的事，幸福是每天必须去省视的事。你快乐吗？你幸福吗？成功了不一定就是幸福，而不幸福恰恰是成功最大的障碍。幸福并努力着，这应该就是生命的最佳状态。如果做不到，请尝试着幸福地去追逐。

20年前，初中放学后，张闻都会跟着老父亲在一个与世隔绝的小农村披星戴月、挥汗如雨地在庄稼地里，伺候那些娇嫩的禾苗。他每天扛着锄头，背着喷洒农药的水箱子，重复而机械地除草，跟害虫、跟老天进行斗争。好年景，略有盈余，可解决温饱问题，交得起学费；坏年景，一无所有，只好一次次拖欠学费。

20年后，张闻在北京的写字楼中，坐在20层的办公室里，中央公园的美景一览无余。他每天都穿得很体面，走过繁华的街道，按时上下班，冬有暖气，夏有空调，每个月在固定的时间都可以领上一笔令人羡慕的薪水。

显然，他再也不用头顶烈日，为那些疯长的野草和除不尽的害虫所纠结了。这样的变化，让还在小村庄里劳作的同学羡慕不已。但张闻感到，这一切看上去令人惊喜的变化与幸福无关，他仍然感觉无所适从，仍然迷茫，仍然不知道这一切都是为了什么。

一天有朋友问他，在一个理想世界里还想做什么时，张闻两眼发光，他说最想回老家去包一片山地，种植一大片树木。

"难道说，现在你回不去吗？"朋友问。

"如果我回去，那么我的收入会比现在坐办公室少很多，生活水平也会下降。而且我怕我管理不好我心中的那片树林。"说到这里，张闻的目光暗淡了下来。

我们拥有的多，并不代表我们就有更多的快乐。一个快乐的人不是由于他拥有得多，而是由于他计较得少，懂得发现和寻找，并且具有博大的胸襟。很多时候，快乐就是这么简单，生活的点滴就是快乐，累积起来就是幸福。我们所处的环境不同，只要从容处世、看淡得失，幸福的感觉就会接踵而来。

心理处方

　　真正的快乐，源自于我们对已拥有的一切有所领悟，对失去的事物豁达，对追求的名利淡然。只有明白了这些，我们才会珍惜我们现在所拥有的一切，并为此感恩，获得真正的快乐。

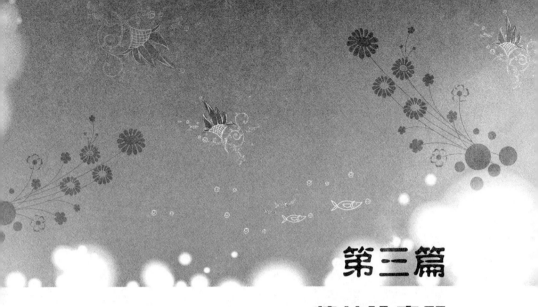

第三篇
情绪诊疗篇

不良情绪会把你引向绝望

没有谁愿意和整天怨天尤人、愁眉苦脸的人待在一起。在生命中，不要让失败、内疚和悲哀等这类不良情绪把你引向绝望。采取积极的行动摆脱它们吧！这样你才能和周围的人和谐地融为一体。

也许，你努力准备了一年多的考试，结果却失败了；也许，你心爱的人离开了你；也许，你被迫离开了一份很好的工作；也许，你做了错事，而被内疚的包袱压得喘不过气来。最糟的事情莫过于当这些危机来临时，找不到一个解决的办法。我们有种种逃避的方法，如饮酒、拾起毫无意义的嗜好，或者干脆没精打采地转悠，以消磨时光。

1900 年 7 月，德国精神学专家林德曼独自驾着一叶小舟驶进波涛汹涌的大西洋，他在进行一次历史上从未有过的心理实验。

林德曼认为，一个人只要对自己抱有信心，就能保持精神和机体的健康。当时，德国举国上下都关注着孤舟横渡大西洋的悲壮冒险，因为已经有一百多位勇士相继驾舟均遭失败，无人生还。林德曼推断，这些遇难者首先不是从生理上败下来的，他们主要死于精神崩溃、恐慌与绝望。在航行中，林德曼遇到难以想象的困难，多次濒临死亡，有时真有绝望之感。但只要这个念头一升起，他马上就大声自责："懦夫，你想重蹈覆辙，葬身此地吗？不，我一定能成功！"终于，他战胜了自己的不良情绪，胜利渡过了大西洋。

林德曼的亲身实验证明：人只要对自己不失望，勇敢战胜自己的不良情绪，精神就永远不会崩溃。

我们必须努力站起来重新迈开步子，因为我们身体中的每一个细胞都是为了在生命中奋斗而存在的。生命是一支越燃越亮的蜡烛，是一份来自上帝的礼物，是一笔留给后代的遗产。

心理处方

怎样迎接失败的来临？怎样战胜内疚、忧伤、失败等带来的疲惫？怎样学会再次站起来？或许下面的建议会对你有帮助：

1. 原谅自己，也原谅别人

不管造成麻烦的原因是什么，我们总能在自己身上发现一些真实和想象出来的错误。面对已经犯下的错误，首先，应该正视它，如果可以补救，就弥补起来；然后，把自己的过失和错误抛在脑后，用新的计划和新的热情，重新将生活的水池注满。同样，不要责备别人对你做的事。别人对你的伤害，你可以从中学习到一些东西；如果你是委屈的，就学会忘掉它。

2. 建立自尊

首先要从放弃防御面具开始，我们中的许多人是戴着面具生活的。相信自己的价值；说话要好言好语，响亮而刚强。努力做到对自己像对别人一样宽宏大量。接着，停止"会失败"的考虑。多想想你拥有的，避免去想你缺失的。在失败的深渊中，相信自己能给生活增添一些美好的东西。这一点尤为重要。

4. 回到众人的世界

我们害怕别人的关心会刺痛我们的伤疤，我们确实需要孤独的时光。但我们不能在那孤岛上待得太久。

5. 伸出手去帮助别人

花时间去帮助别人，借此治疗自己的创伤。

7. 一次迈一步

如果你身上没有出现奇迹，定下心来继续做这件事情，因为一次只能迈一步。

8. 学会感谢

每天，特别是心绪不好时，寻找感谢的理由："谢谢上帝，四季运转无穷无尽；谢谢书籍、音乐和促使我们成长的一切生活之力。"同时，还要感谢你周围的人。你的感谢会使他们觉得自己对你很重要，相应的，你就会发现自己逐渐变得越来越受欢迎了。

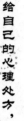

不要让抑郁主宰你的情绪

如果让抑郁长时间地主宰你的情绪，那么你就容易走上绝望的恶性循环之路。抑郁是一种消极而低落的情绪，置身其中就仿佛处在阴暗的围墙之中，无法体味到开朗、洒脱、豁达的人生境界。

美国医学协会曾发起一项对 10 余个国家和地区约 3.8 万人的调查活动，结果显示，平均有 5% 的人患有抑郁症，抑郁症发病率最高的年龄段在 25-30 岁之间，其中女性的比例明显高于男性。来自美国的资料显示，抑郁症病人中有 2/3 的人曾有自杀的念头，其中有 10%—15% 的人最终自杀。20 世纪 90 年代，我国某机构对 7 个主要省市的调查表明，约有 27% 的人患有精神障碍（其中抑郁症位居首位），一半的病人在 20—29 岁发病。

沮丧只是一时的情绪失落，但抑郁不同。专家告诉我们，生活中充满了大大小小的挫折和失败，常常是我们最梦寐以求的东西不复存在了。每当这些时刻来临的时候，我们都会体验到悲伤、痛苦，甚至绝望。通常，由这些明确现实事件引起的抑郁和悲伤，是正常而短暂的，有些甚至有利于个人的成长。但是，有些人的抑郁症状并没有十分明确、合理的外部诱因；另外，一些人虽然在他们的生活中发生了一些负面事件，但是，他们的抑郁症状持续得很久，远远超过了一般人对这些事件的情绪反应，而且抑郁症状日趋恶化，严重地影响了工作、生活和学习。如果是这样，那么很可能，他们患上了抑郁症。

抑郁就好像透过一层黑色玻璃看事物，无论是看自己，还是看世界，任何事物看起来都处于同样的阴郁而暗淡的光线之下。"没有一件事做对了""我彻底完蛋了""我无能为力，因此也不值得一试""朋友们给我来电话仅仅是出于一种同情"。当你工作中出了一点问题，或思想开了小差，你就认为"我已经失去了干好工作的能力"，好像你的能力已经一去不回了。回想过去，你的记忆中充满着一连串的失败、痛苦和亏损，而那些你曾经认为是成功的事情，以及你的爱情和友谊，现在看来都一文不值了。你的回忆已经染上了抑郁的色彩。一旦戴上这副黑色的滤光镜，你就再也不能在其他的光线下观察任何事物。消极的思想与抑郁相伴，情绪低落导致消极的思想和回忆，同时，消极的思想和回忆又导致情绪低落，如此反复下去，便形成一个持久而日益严重的抑郁恶性循环。

三伏天，禅院的草地枯黄了一大片。"快撒点草种子吧！好难看哪！"小和尚说。

师父挥挥手："随时！"

中秋，师父买了一包草种子，叫小和尚去播种。

秋风起，种子边撒边飘到别处。"不好了！好多种子都被吹飞了。"小和尚喊。

"没关系，吹走的多半是空的，撒下去也发不了芽，"师父说，"随性！"

撒完种子，跟着就飞来几只小鸟啄食。"要命了！种子都被鸟吃了！"小和尚急得跳脚。

"没关系！种子多，吃不完！"师父说，"随遇！"

半夜一阵骤雨，小和尚早晨冲进禅房："师父！这下真完了！好多草种子都被雨冲走了！"

"冲到哪儿，就在哪儿发芽！"师父说，"随缘！"

一个星期过去了。原本光秃的地面，居然长出许多青翠的草苗。一些原来没播种的角落，也泛出了绿意。

小和尚高兴得直拍手。

师父点头："随喜！"

"随"不是"跟随"，是顺其自然，不怨恨，不躁进，不过度，不强求。

"随"不是"随便"，是把握机缘，不悲观，不刻板，不慌乱，不忘形。

不要幻想生活总是那么圆圆满满，也不要幻想在生活的四季中享受所有的春天，每个人的一生都注定要跋涉千山万水，品尝苦涩与无奈，经历挫折与失意。

在漫漫旅途中，失意并不可怕，受挫也无需忧伤。只要心中的信念没有萎缩，只要自己的人生没有严冬，哪怕寒风凄冷，哪怕大雪纷飞。艰难险阻是人生对你另一形式的馈赠，坎坎坷坷也是对你意志的磨砺和考验。落英在晚春凋零，来年又灿烂一片；黄叶在秋风中飘落，春天又焕发出勃勃生机。这何尝不是一种达观，一种洒脱，一份人生的成熟，一份人情的练达。

心理处方

洒脱的人生，不是玩世不恭，更不是自暴自弃，洒脱是思想上的一种轻装，洒脱是一种超前的目光。

懂得了这一点，我们才不至于对生活求全责备，才不会在受挫之后彷徨失意；懂得了这一点，我们才能挺起刚劲的脊梁，披着温柔的月光，找到充满希望的起点。

猜疑是人际交往中的拦路虎

猜疑是人心理上的劣根性，猜疑流淌在我们每个人的血管里。猜疑是"窝里斗"的祸根，是化友为敌的障眼帘。如果任凭猜疑大肆泛滥，最终会将自己淹没。

猜疑是基于一种对他人不信任的、不符合事实的主观想象，是人际交往中的拦路虎。具有猜疑心理的人与别人交往时，往往抓住一些不能反映本质的现象，发挥自己的主观想象进行猜疑，而产生对别人的误解。或是之前对某人有某种印象，在交往之中就处处带着这种成见与对方接触，对方一有举动，就对原有成见加以印证。虽然猜疑心理有种种表现，但我们可以发现其共同的特征，即没有事实根据，单凭自己主观的想象，抓住"毛皮"，忽略本质，片面推测，不怀疑自己的判断，只是相信自己，怀疑他人，挑剔他人。具有猜疑心理的人把自己置于一种苦恼的心态中，对别人采取不信任的态度，严重的甚至对自己的感觉也产生怀疑。

《三国演义》中曹操刺杀董卓一事败露后，与陈宫一起逃至吕伯奢家。曹吕两家是世交，吕伯奢见曹操到来，本想杀一头猪款待他，可是曹操因听到磨刀之声，又听说要"缚而杀之"，便大起疑心，以为要杀自己，于是不问青红皂白，拔剑误杀无辜。

这是由猜疑心理导致的悲剧。猜疑是人性的弱点之一，是害人害己的祸根。一个人一旦掉进猜疑的陷阱，必定处处神经过敏，对他人心生疑窦，损害正常的人际关系。

猜疑心理往往导致心理偏执。这种人常常敏感固执，谨小慎微，事事要求十全十美。这样不仅危害自己，也危害他人。

陈华是一家公司的业务经理，年轻且英俊潇洒，搞公关很有一套，办事能力强，公司经常派他出差。这使得其妻颇费心机，生怕帅气的老公在外被别的女性勾引了去。于是，每逢陈华出差，妻子都要对他采取"积极"的防范措施。天长日久，陈华见妻子一点也不体贴自己，还怀疑自己有外遇，想到自己辛辛苦苦地在外奔波还不是为了这个家，不由得火冒三丈。于是，二人你一言我一语，唇枪舌剑，大吵了一番。事后，二人陷入冷战，长时间的冷眼相对使得家庭的温馨荡然无存，婚姻眼看岌岌可危。

类似因猜疑造成的家庭悲剧，在生活中可以说是非常多了。猜疑这个罪魁祸首制造了很多悲惨的故事，它给我们的生活和工作带来了很大的精神折磨和损失。

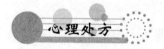

心理处方

在人际交往中应如何消除猜疑心理呢？

1. 优化个人的心理素质

拓宽胸怀，来增加对别人的信任度和排除不良心理。

2. 摆脱错误思维方法的束缚

猜疑一般总是从某一假想目标开始，最后又回到假想目标。只有摆脱错误思维的束缚，走出先入为主的死胡同，才能促使猜疑之心在得不到自我证实和不能自圆其说的情况下自行消失。

3. 敞开心扉，增加心灵的透明度

猜疑往往是心灵闭锁者人为设置的心理屏障。只有敞开心扉，将心灵深处的猜测和疑虑公之于众，增加心灵的透明度，才能求得彼此的了解沟通，增加相互信任，消除隔阂，获得最大限度的谅解。

4. 无视"长舌妇"的流言

猜疑之火往往在"长舌妇"的煽动下，才越烧越旺，致使人失去理智、酿成恶果。因此，当听到流言时，千万要冷静，谨防受骗上当。

5. 理性分析一下对方的为人

当我们开始猜疑某个人时，最好能先综合分析一下他平时的为人、经历以及与自己多年交往的表现，这样有助于将错误的猜疑消灭在萌芽状态。

情绪性的恐惧是多余的

黄昏时刻，有一个人在森林中迷了路。天色渐渐地暗了，眼看夜幕即将笼罩，黑暗的恐惧和危险一步步移近。只要一步走错，就有掉入深坑或陷入泥沼的可能。还有潜伏在树丛后面饥饿的野兽，正虎视眈眈地注意着他，一场狂风暴雨般的恐怖正威胁着他、侵袭着他。万籁无声，前方对他来说是一片死前的寂静和恐惧。

突然间，他的眼前出现了一个流浪汉，他不禁欢喜雀跃，上前问路。这个流浪汉很友善地答应帮助他，于是他们两人一起上了路。但很快，他发现这个流浪汉和他一样迷茫，于是他失望地离开了这个流浪汉，再一次自己一个人上路。不久，他又碰上了第二个陌生人，那人肯定地说他拥有一张精确的地图，于是他再次选择跟随着这个新的向导，终于他发现这是一个自欺欺人的人，地图只不过是他自我欺骗的工具而已。于是他陷入深深的绝望之中，他曾经竭力问他们有关走出森林的知识，但他们的眼神后面隐藏着忧虑和不安，他知道，他们和他一样迷茫。他漫无目的地走着，一路的惊慌和失误使他彷徨、失落、恐惧。无意间，他把手插入口袋，却找到了一张真正的地图。

这时，他若有所悟地笑了：原来它始终就在这里，只要在自己身上寻找就行了。以前他太忙，忙着询问别人，反而忽略了最重要的事——在自己身上寻找。

这个故事告诉我们，情绪性的恐惧是多余的。假如有人告诉你不是这样，那他一定没有找到他自己。

消除恐惧的办法是一定有的，但是我们一定得靠自己的能力去解除自己的恐惧，不能随便听信他人，不要因为他自称知道解决的办法，就放弃自己的追寻，甚至委屈了自己。只要我们不断地追寻，甚至"绝望"本身也能够帮助我们。如保罗·泰利斯博士所言："在每个令人怀疑的深坑里，虽然感到绝望，但我们对真理追求的热情，依旧存在。不要放弃自己而去依赖别人，纵使别人能解除你对真理的焦虑。不要因诱惑而相信一个不属于你自己的真理。"

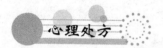

心理处方

莫把恐惧藏在心中，尽管生活中难免会遇到大大小小的"灾难"，但只要我们善于把握自己，并明白以下几点，就可以战胜恐惧：

1. 不要把忧虑和恐惧隐藏在心中。许多人感到忧虑与不安时，总是将此深藏在心底，不肯坦然说出来。其实，这种办法是很愚蠢的。内心恐惧，应该尽量坦然讲出来，这不但可以给自己从心理上找到一条出路，而且有助于恢复头脑的理智，把不必要的恐惧除去，同时找出一种消除忧虑、抵抗恐惧的方法。

2. 不要怕困难。遇到困难，往往是成功的先兆，只有不怕困难的人，才可以战胜忧虑和恐惧。

你是得理不饶人的人吗

在现实生活中，我们难免会与他人发生摩擦，这时，我们就应该多容人之过。自己有理，心里知道就好了，千万不要得理不饶人。

古代有一个叫沈道虔的人，家有菜园，园中种有萝卜。这天，沈道虔从外面回家，发现有一个人正在偷他家的萝卜，他赶紧避开，等小偷离开后他才出来。又有一次，有人拔他屋后的竹笋，沈道虔便让人去转告拔竹笋的："这笋留着，可以长成竹林。你不用拔它，会送你更好的。"他让人买了大竹笋去给那人送去，那人羞惭地没有接受，沈道虔就让人把大竹笋直接送到了那人家里。沈道虔家贫，常常带着家中小孩去田里拾麦穗。偶尔遇上其他拾麦穗的人相互争抢麦穗，他就把自己拾到的全部给争抢的人，争抢的人非常惭愧。

沈道虔"纵容"他人偷他家的萝卜、拔竹笋，并为了避免一场争论而将自己辛苦拾得的麦穗送给别人，表面上是沈道虔吃亏，但实际上，却体现了他宽大厚道的为人，而这种有修养的行为，也为他赢得了尊重。

在生活中我们要做到得理饶人，工作上同样如此。俗话说："一滴蜂蜜比一加仑胆汁捕捉到的苍蝇更多。"同样，温柔与和善比愤怒与暴力更有力量。

善于社交的戴尔夫人来自长岛的花园城。戴尔夫人说："最近，我请了少数几个朋友吃午饭，这种场合对我来说很重要。当然，我希望宾主尽欢。我的总招待艾米，一向是我的得力助手，但这一次却让我失望。午宴很失败，到处找不到艾米，她只派个侍者来招待我们。这位侍者对第一流的服务一点概念也没有。每次上菜，他都是最后才端给我的主客。肉没有炖烂，马铃薯油腻腻的，糟透了。我简直气死了，我尽力从头到尾强颜欢笑，但不断对自己说：'等我见到艾米再说吧，我一定好好给她一点颜色看看。'

"这顿午餐是在星期三。第二天晚上，听了为人处世的一课，我才发觉：即使我教训了艾米一顿也无济于事。她会变得不高兴，跟我作对，反而会使我失去她的帮助。我试着从她的立场来看这件事：菜不是她买的，也不是她烧的，她的一些手下太笨，她也没有法子。同时也许我的要求太严厉了，火气太大了。所以我不但准备不苛责她，反而决定以一种友善的方式作开场白，以夸奖来开导她。这个方法很有效。第三天，我见到了艾米，她带着防卫的神色，严阵以待准备争吵。我说：'听我说，艾米，我要你知道，当我宴客的时候，你若能在场，那对我有多重要！你是纽约最好的招待。当然，我很谅解：菜不是你买的，也不是你烧的。星期三发生的事你也没有办法控制。'我说完这些，艾米的神情开始变化了。

"艾米微笑地说：'的确，夫人，问题出在厨房，不是我的错。'

"我继续说道：'艾米，我又安排了其他的宴会，我需要你的建议，你是否认为我们需要再给上次那个侍者一次机会。'

"'呵，不用了，夫人，我亲自到场，谢谢您的信任！'

"下一个星期，我再度邀人午宴。艾米和我一起计划菜单，他主动提出把服务费减收一半。当我和宾客到达的时候，餐桌上被两打美国玫瑰装扮得多彩多姿，艾米亲自在场照应。食物精美，服务周到，饭菜由四位侍者端上来，而不是一位，最后，艾米亲自端上可口的甜美点心。

"散席的时候，我的主客问我：'你对招待施了什么法术？我从来没见过这么周到的服务。'

"她说对了，我对艾米施行了和善和诚意的法术。"

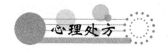

心理处方

　　得理不饶人的人注定失败，表面上虽然赢得了一时的"胜利"，但实际上会让双方之间的矛盾升级，一旦狭路相逢，你处在弱势，对方自然会"一雪前耻"。

　　和善是润滑剂，它能协调人与人之间的关系。不要得理不饶人，更不要睚眦必报，试着用和善对待一切，它会比所有的愤怒和暴力更有力量。

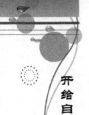
你有社交恐惧症吗

生活当中，你不可避免地要与各类人打交道。与人打交道即为社交，社交是展示一个人风采的重要方面，有时你可能需要和重要人物交谈，在公众场合发表你的观点，或者出现在谈判、酒会、晚宴等各种社交场合。这时，你可能不自主地退却，或硬着头皮去面对自己周遭的一切，但最终因表现失态而让某个绝佳的机会白白溜走。事后，你懊恼、后悔，可当下一个机会出现的时候，你又开始胆怯、犹豫、心慌、手颤，就这样，自信心在一次次窘态中消耗殆尽。

在生活中，有些人不仅仅只是面对别人觉得害羞，而是对自己以外的世界有着强烈的不安感或排斥感。这种对社交生活和群体的不适应而产生的恐惧和社交障碍在医学领域上是一种精神上的疾病，被称为社交恐惧症，也叫社交焦虑症。

社交恐惧症的表现形式不仅仅是面对陌生人而手足无措，而且还表现为不能在公众场合打电话，不能在公众场合和人共饮，不能单独和陌生人见面，不能在有人注视下工作等行为。在这种恐惧、焦虑的情绪出现时，还常伴有心慌、颤抖、出汗、呼吸困难等症状。

据统计，平均每十人中就有一个人为社交恐惧症所苦，但就诊者寥寥无几。不及时治疗的后果是什么呢？许多患者因长期处于人际关系障碍及社交功能丧失的情况下并发了抑郁症等精神疾病。我们每天都要同人打交道，怎能将自己孤立起来呢？

为了赶走社交恐惧症，首先要弄清楚自己的发病原因。专家指出，心理、生理两方面的因素会共同导致社交恐惧症，它的发病是因为人体内一种叫作"5-羟色胺"的化学物质失调所致。这种物质负责向大脑神经细胞传递信息。这种物质过多或过少都可引起人们的恐惧情绪。

社交焦虑症还可能是家庭背景所致：从小性格受到压抑或者是父母没有教会他们社交的技能，要么就是搬家过多。或者是心理上的原因所致：自尊心太弱，害怕被别人拒绝；或者就是对自己的外貌没有信心，过分肥胖或长有严重痤疮等。

针对这些原因，专家对社交恐惧症的治疗方法主要有以下几种：

1. 催眠疗法

精神分析师将你催眠，挖掘你心灵或记忆深处的东西，看你是否经历过某种窘迫的事件，试图寻找到你发病的根源。这种疗法时间长，花费也比较大。

2. 情景治疗

让你在一个假想的空间里，不断地模拟发生社交恐惧症的场景，不断练习重复发生症状的情节，精神分析师会不断地鼓励你面对这种场面，让你从假想中适应这种产生焦虑紧张的环境。

3. 强迫疗法

医生让你站在车水马龙的大街上，或者让你站在自己很惧怕的异性面前，利用巨大的心理刺激对你进行强迫治疗。

4. 认知疗法

这是一种不断灌输观念的治疗方法。医生不断地告诉你，这种恐惧是非正常的，让你正确认识人与人交往的程序，教你一些与人交往的方法。

5. 药物疗法

这是目前被认为是最有效的治疗方法。主要是针对你的发病是因为你体内某种化学物质的失调所致，所以运用某类药物调节平衡。

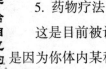

心理处方

我们可以通过自身的心理干预来战胜社交恐惧症。以下方法可供借鉴：

1. 积极肯定自己，不否定自己。你可以不断地告诫自己："我是最好的""天生我材必有用"。

2. 不苛求自己。能做到什么地步就做到什么地步，只要尽力了，不成功也没关系。

3. 不回忆不愉快的过去。过去的就让他过去，没有什么比现在更重要的了。

4. 友善地对待别人。助人为快乐之本，在帮助他人时能忘却自己的烦恼，同时也可以证明自己的价值存在。

5. 找个倾诉对象。有烦恼是一定要说出来的，找个可信赖的人说出自己的烦恼。可能他人无法帮你解决问题，但至少可以让你发泄一下。

6. 每天给自己几分钟的思考时间，不断总结自己才能够不断面对新的问题和挑战。

7. 到人多的地方去，让不断过往的人流在眼前经过，试图给人们以微笑。

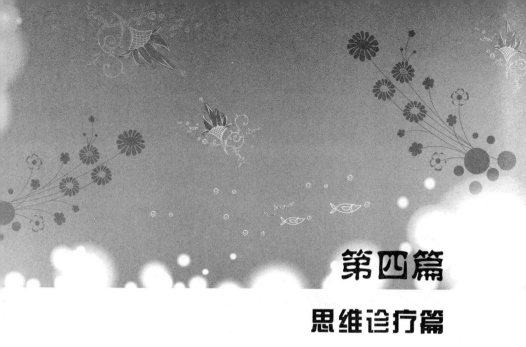

你会胡思乱想吗

很多具有真才实学的人终其一生却少有所成，其原因在于他们为让人泄气的自我暗示所害。无论他们开始想做什么事，他们总是想着失败之后随之而来的羞辱，一直到完全丧失创新精神或创造力时为止。要知道，胡思乱想可能会招致失败。

对一个人来说，可能发生的最坏的事情莫过于他的脑子里总认为自己生来就是不幸之人，命运女神总是跟他过不去。在我们自己的思想王国之外，根本就没有什么命运女神。实际上，我们是自己的命运女神，我们控制、主宰着自己的命运。

在每个地方，尽管有一些人抱怨他们的环境这也不行、那也不行，没有机会施展自己的才华。但是，就是在这种相同的条件下，一些人却设法取得了成功，让自己脱颖而出，成为某个领域的佼佼者。

对一个自认为天生就是失败者的人，他能做什么呢？成功是不可能来自于拥有这种失败的思想的人的，就好像玫瑰不可能来自于长满杂草的土壤一样。当一个人非常担心失败或贫困时，当他总是想着可能会失败或贫困时，他的潜意识里就会形成这种失败思想的印象，因而，就会使自己处于不利地位。换句话说，他的思想与心态使得他正试图做成功的事情变得不可能了。

我们的幸运或是那种属于我们思想的所谓残酷的命运与我们自己有莫大的关系。我们经常看到我们中间那些能力并不十分突出的人却干得非常不错，而我们自己却与他们有很大的不同，甚至招致大败。我们往往认为有某种神秘的命运之神在帮他们，而在我们身外有某种东西总是在拖我们的后腿。但是事实却是我们的思想和心态有问题。

可以这么说，我们面临的问题便是根本不知道该如何提高自己。我们对自己不够严格，对自己的要求不够高。我们应当希望自己有更加光辉灿烂的未来，应当认为自己是具有超凡潜质的了不起的人物。要敢于很高地评价你自己，因为如果你是上帝创造的，那么，你必定会继承那些超凡的、全能的潜质，必定会具有上帝的那些特质。

你要全心全意希望自己健康，你的所思所谈都是健康。一定要对自己说，健康是你生来就该享有的权利。你也该以同样的态度对待成功，除了成功之外，你绝不应该再想别的事。一定要有成功的心态、思想和行为举止。一定要像一个成功的、先进的人士一样行动，穿着打扮和思想都要表现得像一个成功的、先进人士的样子。

如果你希望自己能够成为自己想成为的人，你一定要有无所畏惧的思想，绝不能害怕任何事情，绝不能使自己成为一个懦夫、一个胆小鬼。

假如你克服了卑怯胆小与害羞，不妨断言，你将再也不会害怕任何事。对畏缩、胆怯和害羞的人来说，如果能展现出另外的神态，如果能表现出自信的样子，对你往往大有裨益。胆怯、害羞的人不妨对自己说："其他人太忙，不会来看着我、观察我，即使他们看着我、观察我，对我来说也没什么大不了的。我将按自己的方式做事和生活。"

个人的自我暗示中有一笔很大的财富，有一笔极大的资本。你在立身行事时，要不断地暗示自己一定会成功，会获得发展、提高。

绝对不要自轻自贱，绝对不要把自己视作一个软弱无能的、不健康的人，而应该把自己视作是完美的化身。绝不能容许自己有可能会一生失败的念头。

要坚定地宣称自己在世界上将占有一席之地。在你的行为举止中，绝对不要表现出你似乎认为自己一生不会有什么作为的样子。如果你躬行践履并坚定地坚持这种积极的、建设性的、丰富的思想，那么，有朝一日，你的这种心态定会使你获得一席之地，并会创造出你所希冀的东西来。

思想就是力量，正是通过这种思想的力量，我们塑造了我们自己，也创造了我们的环境。这些细小的力量正不断地雕刻、塑造我们的品格，默默地改变着我们的人生。而胡思乱想只会加重我们前进的脚步，给自己的人生增加负担，久而久之，可能会让我们止步不前，甚至让我们产生心理疾病。

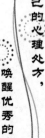

开给自己的心理处方，唤醒优秀的我

心理处方

　　培植自己承担责任、义务的勇气和自信心，这些无疑能使一个卑怯胆小的人迅速成长为一个坚强勇敢的人。这时，你将发现，当你的自信心因为你经常断言你能成为你希冀成为的人而增强的时候，你的能力也会增强。无论其他人如何评价你的能力，你绝不能容许自己怀疑自己的能力，你绝不能对自己心存怀疑，你要尽可能地增强自己的信心。

谁来做第一个吃螃蟹的人

　　冒险家不一定是成功者，但成功者都是冒险家，没有冒险就不会有成功。那么，就让我们来做第一个吃螃蟹的人吧！

　　古列特就是一位喜欢冒险的人。他生于美国，长在德国。26岁来到美国纽约，选择钢材原料与工具的进出口贸易作为自己的奋斗领域。这一行业就属于那种以自己的资金为赌注来做生意的冒险行业，充满风险和危机。事实上，钢铁市场行情涨落确实非常极端，常使从业者坐立难安！

　　一个青年敢单枪匹马来到一处陌生的地方从事如此充满冒险的工作，他的勇气从何而来？

　　古列特说："这种与钢铁有关的行业发展需要很长的一段时

096

间，且很长一段时间以来一直被厂商垄断，像我这类'外来人'如果要想分一杯羹，更是难上加难。但是，我必须冒险一搏，冒险一搏才能获得成功。"

"冒险一搏才能获得成功"，这就是古列特勇气与毅力的来源，其公司的建立便是植根在这种心理基础之上的。

在他的公司创立不久，他就被征召入伍了，但是战争结束后，他扩大营运规模，无论大大小小的钢铁制品他皆负责经营。一年的时间中，他至少有一半的时间在外奔波，忙于寻找新顾客与拓展新市场，并在投资与经营手段上连连走出一招招的冒险妙招，使公司的业务量直线上升。他有时甚至远渡重洋，飞往各国，与客户洽商。多年来，他一直过着一个星期工作6天、一天工作12小时的生活，辛劳远超过一般常人，但他仍然每天都充满干劲、斗志不改。

到20世纪50年代末，古列特的公司已成长到每年有1000万美元的业务，收益在100万美元以上，他个人一年的平均所得达40万美元之多。

可以说，其公司业绩已相当可观。如果古列特没有当初的冒险之心，就没有这种成果。

古列特由于本身十分乐于迎接迎面而来的挑战，所以他敢于冒险去创造机会而与幸运之神相遇。

自有史料记载以来，人们的每一次冒险总是和时代的发展息息相关。秦始皇敢于和六国抗衡，所以才建立了第一个大一统的王国；李世民敢于发动玄武门事变，因此才有了为后世称赞的贞观之治；红军敢于徒步二万五千里，因此使得革命转危为安。

同样，人类在面临自然灾害时，尽管火山喷发时所产生的大量火山灰掩埋了整个村镇，虽然肆虐的洪水袭卷了家园，但人们仍然愿意回去继续生活，重建家园。飓风、地震、台风、龙卷风、泥石流以及其他所有的自然灾害都无法阻止人类一次又一次勇敢地面对可能重现的危险。

值得注意的是，并不是所有的冒险都毫无区别，恰当的冒险与愚蠢的冒险有着本质的区别。

如果你想成为一个生意上的冒险者，并渴望成功，你就应该分清这两种类型的冒险之间的差异。一位功成名就的人这样说："那种只在腰间系一根橡皮绳，就从大桥或高楼上纵身跳下的做法是一种愚蠢的冒险，即使有人很喜欢那样做。同样，所谓的钻进圆木桶漂流尼亚加拉大瀑布，所谓的驾驶摩托车飞越并排停放的许多辆汽车，在我看来，这些都是愚蠢的冒险，只有那些鲁莽的人才会干这种事情。尽管我知道有人不同意我的看法。"

无论在学业、事业或生活的任何方面，我们都可能需要尝试恰当的冒险。在冒险之前，我们必须清楚地认识那是一种什么样的冒险，必须认真权衡得失——时间、金钱、精力以及其他牺牲或让步。如果你从来没有想过冒险，那么你的日子就像一潭死水，你永远无法激起生命的波澜，永远无法取得成功。要想获取成功，就要有冒险的精神，用积极的心态，全神贯注地做好准备，随时出击，牢牢地抓住机会。

松下幸之助在 22 岁时开始创业，当时他对未来能否成功并无把握；一步跨向充满挑战的世界，他感到非常迷茫。

然而，松下渴望成功的念头却十分强烈，同时也做了万一失败的心理准备，反正车到山前必有路，万一失败，再另谋生路就是了。

如果他失败了，有何打算？

松下幸之助毫不犹豫地回答："怎么办？若真走投无路，就去卖面吧！而且我要卖比别人都好吃的面。"同时也打定"万一失败"，纵然身无一物，也有东山再起的决心。

"敢冒最大的风险，才能赚最多的钱。"

"劳埃德"是英国保险公司中名气最大、信誉最高、资金最雄厚、历史最悠久、赚钱最多的一家。它年承担保险金额为2670亿美元，保险费收入达60亿美元。

其公司一直坚守着"在传统商场上争取最新形式的第一名"的信条。事实也是如此，劳埃德公司总能敏捷地认识和接受新鲜事物。

1866年，汽车诞生，劳埃德在1909年率先承接了这一形式的保险。在还没有"汽车"这一名词的情况下，劳埃德将这一保险项目暂时命名为"陆地航行的船"。

1984年，由美国航天飞机施放的两颗通讯卫星曾因脱离轨道而失控，其物主在劳埃德公司保了18亿美元的险。劳埃德眼看要赔偿一笔巨款，于是出资550万美元，委托美国"发现号"航天飞机的宇航员，在1984年11月中旬回收了那两颗卫星。经过修理之后，这两颗卫星已在1985年8月被再次送入太空。这样，劳埃德不仅少赔了7000万美元，而且向他的投资者说明：卫星保险从长远看还是有利可图的。

冒险就是要我们去承担风险，许多时候，风险会让我们去努力改进目前的状况，向更高的方向发展。

丰田汽车的举措就充分说明了冒险创造财富的道理。1916年丰田因应日本贸易市场化的要求，必须与美国等外国汽车短兵相接，面对此竞争逆境，所有的日本工厂被要求降价20%。

当时松下通信工业供应丰田汽车的收音机，因此也接到降价的要求。

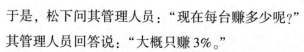

于是，松下问其管理人员："现在每台赚多少呢？"

其管理人员回答说："大概只赚3%。"

"太少了，3%本身就是个问题，现在又要降价20%，这岂不太糟糕了吗？"

经过再三研究，毫无有效对策。于是大家主张以办不到为由，再跟丰田讨价还价。

然而，松下个人却从根本上作策略性的思考：为什么丰田要这么要求？不配合的话，则会有怎样的不良后果？

既然以目前的情形再降20%根本不可能，那么只有另辟蹊径，作根本的改变。

经再三研究，松下作出了以下决定：

性能和外观绝不可改变，在这个原则下，全面变更设计，希望在降价20%之后依然有合理的利润。这样做，可能会有暂时的损失，然而这并非只是为了丰田，而是为了维持与发展日本工业，大家都要尽力而为。

后来松下公司不但依丰田要求而降价，又借着这次的升级压力，促进其产品的革命与根本的改良，获得更大的合理利润。

冒险不是盲目草率的行为，不是瞎闯、蛮干，不是随心所欲，而是要有目标、有计划、有实施方法和步骤的实践活动。冒险必须建立在对客观事物正确分析、判断的基础上，采用科学的冒险方法，否则，就无法实现成就事业的目标。

冒险的基本方法是确立可行的目标，发挥科学的分析判断能力，积蓄冒险的力量，实施冒险的应变策略，然后付出实际行动。

在敢于冒险的同时，还要善于运筹，注意避免危险发生。因此，在冒险时要遵循以下原则：

1. 要发挥分析判断能力

在实际的决策过程中，所涉及的因素非常复杂，这就要求人们要有较高的分析判断能力，能够把所有的因素综合在一起作出正确的判断，要选择最有希望的方案。

2. 运用各种主客观条件，化险为夷

减少冒险的风险性，一个可行的办法就是通过试点实验收集有关信息资料，或者利用已有的历史资料，加上你可靠的分析与判断，把一些未知的不确定的因素转化为可以把握的确定因素，从而将冒险转化为安全的进取。

3. 要备好预案

冒险中随时会有一些偶然性、不确定性的危险发生，这是难以预料和避免的，如果只有一个方案，"一锤子买卖"，这就要冒很大的风险，因此，要预备好必要的应变方案。只有这样，才能在可能出现的不测事故发生时，自如洒脱地灵活应对，做到"东方不亮西方亮"，"断了前路有后路"。

在现实生活中，我们会发觉"看着黑"，但是走下去"未必如此"，往往是走到黑暗近处的时候，就会发现，原来"并不太黑"，甚至是灿烂的一片艳阳天。

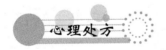

心理处方

有很多人似乎都习惯于在自己的"舒适区"内过完自己的一生，因为他们从来不愿意去冒险，事实上，我们总是处在这样那样的冒险境地，不管是在日常生活中，还是在工作上。但是需要我们"冒险"的事情太多了，当我们横穿马路时，当我们在海里游泳时，当我们乘坐飞机时……没有冒险的生活是毫无意义的生活，我们必须要横穿马路才能走到另一边；我们也必须依靠汽车、飞机或轮船之类的交通工具才能从一个地方到达另一个地方。

每件事情都值得你去做吗

这是一个忙碌的社会，很多人都会感慨"太忙了"。我们的上下班途中都是行色匆匆、表情僵硬的人，我们每天都在马不停蹄地奔忙，埋头苦干像牛一样地工作，以至于心力交瘁，于是我们发现自己像一只受伤的狮子，脾气越来越暴躁。

是的，你的确很忙，但是，你是否考虑过，真的是每件事情都值得你去做吗？很多人面临的最大问题就是，分不清事情的轻重缓急，也不善于区分大小，事必躬亲，结果即便把事情处理好了，但是自己也疲惫不堪。智慧的人，对无足轻重的事情无动于衷，他们有一种具备无视"小"的能力。

有一个人有一个画家朋友，这位画家朋友在郊区有一幢很大的房子。

一天，他去郊区看望他的画家朋友，看到有一群油漆工正在画家朋友的房子四周搭脚手架，准备漆房子。

他问画家，漆这么大一幢房子的价格如何？画家报出了一个令他瞠目结舌的数字。在这个人看来，这个数字未免也太大了，漆这幢房子的成本也太昂贵了。而画家朋友如果根据自己的绘画功底，漆一幢房子不在话下，如果自己来动手给自己漆房子，不是更富有情趣吗？还可以节省很多钱，他想不明白。

于是他问画家为什么不自己动手来油漆自己的房子。

画家说："我画画所赚的钱，比请一群油漆工的钱多多了。更可怕的是，如果我在漆房子时万一从梯子上掉下来怎么办？"

"事必躬亲"的代价往往是昂贵而巨大的，更可能产生得不偿失的后果。所以说，并不是每件事都值得自己去亲自动手，否则便会陷入"丢西瓜捡芝麻"的困境里。当然，也并不是说所有的事都不必自己去做。最好的办法是，合理安排，丢小做大，以取得最大的收益，这样才会得大于失。

威廉·詹姆斯说过："明智的艺术就是清醒地知道该忽略什么的艺术。"不要被不重要的人和事过多地打搅，知道什么是你该做的事情，抓住它，而把其他事情授权给适当的人，或者丢掉。这样，你的心灵才能得到解脱，你才能从繁忙中挣扎出来，呼吸到新鲜的空气。

昊然是第一线的保险推销员，他的工作是每天挨家挨户去推销保险。他工作很努力，每天早出晚归，可是业绩一直上不去，收入也只够勉强糊口。是不是自己工作不够努力，还是有别的原因？

一天，正下着大雨，昊然没有出去工作。就在昊然看着自己的工作记录胡思乱想的时候，突然他像是发现了什么，拿过了纸和笔，然后开始在算着什么。一个小时后，昊然不再为工作的事发愁，露出了满意的笑容，放心地去睡觉了。

第二天，昊然并没有像往常一样起个大早，而是像普通的上班族一样八点多去上班，然后开始挨家挨户地推销保险。到了晚上五点半，昊然就下班了，要是平时，这个时候昊然还在加班呢。

这样按时上下班，令昊然的妻子很担心，丈夫以前每天起早贪黑地工作，生活还是捉襟见肘，现在丈夫为什么会这样？

一个月后，昊然依然是这样，妻子想找昊然谈谈。可是不等妻子开口，昊然就拿出了自己这个月的薪水，让妻子没有想到的是昊然拿出的薪水竟然是平时的两倍。妻子感到不可思议，为什么自己的丈夫上班比以前晚，下班更是比以前早，可是现在薪水却变多了呢？

原来，在那天昊然无意中看到了自己的工作记录，他发现第一次和他签订保险合同的客户占原来的75%，而第二次签订保险合同的客户占原来的20%，第三次签订保险合同的客户占5%。可是，他花在第三次签订合同的客户身上的时间却一点也不比第一次和第二次签订合同的时间少。这时，昊然明白了，自己把近一半的时间浪费在了那5%的客户身上。从那天起昊然就放弃了那些需要第三次拜访的客户，而开始注重挖掘新客户。果然昊然的策略使他的销售业绩有了大幅的提升。

放弃那5%的客户，却换来了更多的客户，这就是昊然的销售秘诀。

生活中，我们经常听到很多人这样抱怨：自己的运气比别人的差，自己的收入比别人的少。其实无论对谁，有一样东西是绝对公平的，那就是每天每一个人只有24小时。所不同的只是，有些人懂得把时间花在有价值的事情上，而有些人通常把时间花在无谓的事情上。如果一个人总是把时间花费在一些无谓的事情上，那么不仅忙活了半天全是无用功，而且占用了做有意义之事的时间。每天让自己纠缠于繁杂之事，不仅影响了自己的心情，更是对时间最大的浪费。

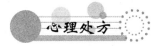
心理处方

生活的琐事总是占去了我们大半的时间。如果不值得，我们就要坚决拒绝。否则，你永远只能在看似永远也做不完的琐事中疲于奔命。懂得对事情有取有舍，才是处理事情的有效法则。不是每件事情都值得你去做，不是每一个细节都值得你去把关。

你被"套牢"了吗

"套牢"是股市上的一个术语，却也很好地表现出了人生中的一种尴尬的处境。就像一个禅学故事中所讲的，一只贪食的鸟儿拼命地往网孔中钻，可任凭它怎样用力，脖子被勒得窒息，也够不着近在咫尺的虫子。

尤利乌斯是一个画家，而且是一个很不错的画家。他喜欢画快乐的世界，因为他自己就是一个快乐的人。不过没人买他的画，对此他想起来会有一些伤感，但只是一会儿。

"玩玩足球彩票吧！"他的朋友们劝他，"只花2马克便可赢很多钱！"

于是尤利乌斯花2马克买了一张彩票，并真的中了彩！他赚了50万马克。

"你瞧！"他的朋友都对他说，"你多走运啊！现在你还经常

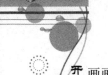

画画吗？"

"我现在就只画支票上的数字！"尤利乌斯笑道。

尤利乌斯买了一幢别墅并对它进行了一番装饰。他很有品位，买了许多好东西：阿富汗地毯、维也纳橱柜、佛罗伦萨小桌、迈森瓷器，还有古老的威尼斯吊灯。

尤利乌斯很满足地坐下来，点燃一支香烟静静地享受他的幸福。突然，他感到好孤单，便想去看看朋友。如同在原来那个石头做的画室里一样，他把烟往地上一扔，然后就出去了。

燃烧着的香烟躺在地上，躺在华丽的阿富汗地毯上……一个小时以后，别墅变成一片火的海洋，它完全烧没了。

朋友们很快就知道了这个消息，他们都来安慰尤利乌斯。

"尤利乌斯，真是不幸呀！"他们说。

"怎么不幸了？"他问。

"损失了很多呀！尤利乌斯，你现在什么都没有了。"

"什么呀？不过是损失了2个马克。"

如果尤利乌斯一味地沉浸在自己失去一幢别墅的哀伤中，将永远会被那些曾经本不属于他的东西套牢。当人们拼着性命往套中钻时，却怎么也得不到自己所渴望得到的。也许，这种想法本身就是一个圈套，或者说是一堵围困人生的墙吧。

在股市猛地热了起来的时候，有个词的使用频率突然增高，这便是"套牢"。许多人被股市赚钱的光环所诱惑而奋不顾身地跳了进去，谁知股价非但不涨反而直线下跌，以致被套牢。凡是玩股票的人，没有一个喜欢自己被套牢的。可是大凡玩股票的人，没有一个幸免于此。

股市真可谓是人生大课堂。收市之后，你如果将眼光放得远一点，会忽然发现，人生真是无处不套牢。生而为人，出生前就被子宫套牢了。后来，上学了被学校套牢，工作了被单位套牢，结婚了被家庭套牢。

说起来，有些套子是自己往里钻的。股票是自己要买的，婚是自己要结的，国是自己要出的，儿子是自己要生的。假如买不到股票，人是会抱怨的；假如没有结婚，人是会沮丧的；假如出不了国，人是会恼火的。有朋友终于拿到了绿卡，却立即愁眉苦脸起来，说是原本穷学生一个，万事没有关系，而现在要以一个美国人的标准来要求自己，车是什么档次的车，房子是什么档次的房子，衣服是什么衣服，工作是什么工作，凡此种种，不一而足，原来绿卡也是个圈套。这么一说，做人就难了。得到了朝思暮想的东西还要犯愁，甚至更愁，人生真是很无奈。

仔细想想，人又不能没有一点东西将自己套牢。过于自由，就会魂不守舍，食不甘味，这种那种的孤独就要来"咬人"。人不是被这个套牢，就是被那个套牢，一套接着一套。有种说法是不错的：凡是活人必然是套中之人。

而人要套自己是最无可救药的。有一个人热爱炒股，小有进账。然而他总是拨起算盘算自己理论上应该赚多少，而实际上少赚了多少，这样算来算去反而更不快乐。友人劝他何苦和自己过不去，留得"生命"在，还怕没钱赚？他觉得这话是对的，但心里忍不住还是惦记那飞走的钱。唉！不知道是"人套钱"，还是"钱套人"。

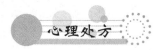

心理处方

人生不应该有太多的牵累。现在拥有的，我们应该

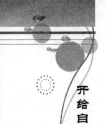

珍惜；已经失去的，也没必要再为之哭泣。抬头向前看，会有更美好的生活在等着我们。只要还有一颗乐观向上的心，人生就会一路充满阳光。

难以克服的"约拿情结"

"约拿情结"的典故出自《圣经》，却高度概括了人们的一种状态。人渴望成功又害怕面对成功，内心一直在积极与消极的两端徘徊。其实，这种心理迷茫状态来源于内心深处的恐惧感，而这种深层的恐惧心理，也成了人生最严重的致命伤。

约拿是《圣经》中的人物。据说上帝要约拿到尼尼微城去传话，这本是一种崇高的使命和荣誉，也是约拿平素所向往的。但一旦理想成为现实，他又感到一种畏惧，觉得自己不行，想回避即将到来的成功，想推却突然降临的荣誉。这种在成功面前的畏惧心理，心理学家们称之为"约拿情结"。

约拿情结是一种普遍的心理现象。我们想取得成功，但成功以后，又总是伴随着一种心理迷茫。我们既自信，又自卑，我们既对杰出人物感到敬仰，又总是心怀一种敌意。我们敬佩最终取得成功的人，而对成功者，又怀有一种不安、焦虑、慌乱和嫉妒。我们既害怕自己最低的可能性，又害怕自己最高的可能性。

说到底，约拿情结是一种内心深层次的恐惧感，这种恐惧感往往会破坏一个人的正常能力。

恐惧使创新精神陷于麻木；恐惧毁灭自信，导致优柔寡断；恐惧使我们动摇，不敢做任何事情；恐惧还使我们怀疑和犹豫。

恐惧是能力上的一个大漏洞，而事实上，有许多人把他们一半以上的宝贵精力浪费在毫无益处的恐惧和焦虑上面了。

恐惧虽然阻碍着人们力量的发挥和生活质量的提高，但它并非不可战胜。只要人们能够积极地行动起来，在行动中有意识地纠正自己的恐惧心理，那它就不会再成为我们的威胁。

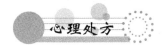

心理处方

勇敢的思想和坚定的信念是治疗恐惧的天然药物，能中和恐惧，如同在酸溶液里加一点碱，就可以破坏酸的腐蚀力一样。在不安、恐惧的心态下仍勇于作为，是克服神经紧张的处方，它能使人在行动之中，获得勇气，渐渐忘却恐惧。只要不畏缩，有了初步行动，就能带动第二、第三次的出发，如此一来，心理与行动就会渐渐统一。

心墙不拆，人心就会枯萎

在当今社会里，人们之间的交流越来越少，也越来越冷漠，更谈不上彼此爱护和共同分享了。一堵无形的心墙拉开了人与人之间的距离。

某建筑设计大师一生杰作无数，阅历丰富，但他最大的遗憾，正如人们批评的那样，就是把城市空间分割得支离破碎，楼房之间的绝对独立加速了都市人情的冷漠。过完 70 岁寿辰，大师意欲封笔，而在封笔之作中，他想打破传统的楼房设计形式，力求在住户之间开辟一条交流和交往的通道，使人们的生活充满大家庭般的欢乐与温馨。

一位颇具胆识和超前意识的房地产商非常赞同他的观点，出巨资请他设计。之后出炉的作品果然不同凡响。

然而，大师的全新设计却叫好不叫座。社会上炒得火热，市场反应却非常冷淡，乃至创出了楼市新低。房地产商急了，急命市场部调研。调研结果一出，让人大跌眼镜：人们不肯掏钱买房的原因，是嫌这样的设计虽然令人耳目一新，但邻里之间交往多了，不利于处理相互间的关系；在这样的环境里，活动空间大了，孩子们却不好看管；还有，空间一大，人员复杂，对防盗之类的事也十分不利……

大师听到这些反馈，心中痛惜不已：我只识图纸不识人，这是我一生中最大的败笔。

我们可以拆除隔断空间的砖墙，但谁又能拆除人与人之间坚厚的心墙？

心墙不拆，人心会因为缺少氧气而枯萎，人会变得忧郁、孤寂。爱是医治心灵创伤的良药，爱是心灵得以健康生长的沃土。爱，以和谐为轴心，放射出温馨、甜美和幸福。爱把宽容、温暖和幸福带给了亲人、朋友、家庭和社会。无爱的社会太冰冷，无爱的荒原太寂寞。爱能打破冷漠，让尘封已久的心重新温暖起来。

海伦·凯勒——一个有充足理由去抱怨她不幸的人。海伦出生时便是聋、哑、盲者，她被剥夺了同她周围的人进行正常交际的能力，只有她的触觉能帮助她把手伸向别人，体验爱别人和被他人所爱的幸福。

但是，由于一位虔诚而伟大的教师向海伦伸出了友爱之手，这个小姑娘终于成了一位欢乐、幸福、成绩卓越的女性。海伦曾经写道：任何人出于他的善良的心，说一句有益的话，发出一次愉快的笑，或者为别人铲平粗糙不平的路，这样的人就会感到欢欣是他自身极其亲密的一部分，以致使他终身追求这种欢欣。

海伦·凯勒正是同别人分享了自己的快乐，从而使自己得到更大的快慰。与别人分享的东西愈多，你获得的东西就越多。

有两个重病人同住在一间病房里，房子很小，只有一扇窗子可以看见外面的世界。其中一个病人的床靠着窗，他每天下午可以在床上坐一个小时，另外一个人则终日都得躺在床上。

靠窗的病人每次坐起来的时候，都会描绘窗外的景致给另一个人听。从窗口可以看到公园的湖，湖内有鸭子和天鹅，孩子们在那儿撒面包片，放模型船，年轻的恋人在树下携手散步，人们在绿草如茵的地方玩球嬉戏，头顶上则是美丽的天空……

病友的诉说几乎使他感觉到自己亲眼目睹了外面发生的一切。

在一个晴朗的午后，他心想：为什么睡在窗边的人可以独享外面的风景呢？为什么我没有这样的机会？他觉得不是滋味，而且越是这么想，就越想换位子。这天夜里，他盯着天花板想着自己的心事，另一个人忽然惊醒了，拼命地咳嗽，一直想用手按铃叫护士进来。但这个人只是旁观而没有给予帮忙，他感到同伴的呼吸渐渐停止了。第二天早上护士来时，那人已经死去，他的尸体被静静地抬走了。

过了一段时间，这人开口向医生问，他是否能换到靠窗户的那张床上，医生同意了。他们搬动他，将他换到了那张床上，他感觉很满意。医护人员走后，他用肘撑起自己，吃力地往窗外望……

窗外只有一堵雪白的墙。

如果这个人不起恶念，在晚上帮助另一个人，他还可以听到美妙的窗外故事。可是现在一切都晚了，他看到的是什么呢？不仅是自己心灵的丑恶，还有窗外的白墙——一堵冷漠的心墙。几天之后，他在自责和忧郁中死去。

一个人只有心存美好，才能看到窗外的美景。命运对每一个人都是公平的，就看你能不能磨砺出一颗坚强的心，一双智慧的眼，透过岁月的风尘寻觅到灿烂的星星。

曾有这样一个小孩，他实在是一个极为孤独而不幸的孩子。他刚刚出生时，脊柱拱起，呈怪异的驼蜂状，而且他的左腿弯曲。

这个孩子的家庭很穷。在他还不满 1 岁的时候，他的母亲辞世了。他慢慢长大，但别的孩子都避开他，因为他身体畸形，而且他不能正常地参加孩子们的活动。这个孩子名叫查理·斯坦梅兹，一个孤独不幸的儿童。

但是上天并没有忽视这个儿童。为了补偿他身体的畸形，他被赐予了非凡的敏锐和聪慧。查理 5 岁时能做拉丁语动词变位，7 岁时学习了希腊语，并会一些希伯莱语，8 岁时就精通了代数和几何。

在大学里，查理的每门功课成绩都名列前茅。在毕业时，他用储蓄的钱租用了一套衣服，准备参加毕业典礼。但在消极心态的影响下，人们常常考虑不周，这所大学的当局在布告栏里贴了一个通告，免去查理参加毕业典礼的资格。这件事让查理不再努力使得人们尊敬他，而去努力培养同人们的友谊。为了实践自己的理想，他来到了美国。

在美国，查理四处寻找工作。由于外貌的原因，他曾多次受到冷遇。后来，他终于在通用电气公司找到了一份工作——当绘图员，周薪 12 美元。除了完成规定的工作外，他还花很多时间研究电气，并努力培养和同事之间的友谊。

查理工作努力，成绩显著。他一生获得了两百多种电气发明的专利权，写了许多关于电气理论和工程的书籍和论文。他懂得做好了工作便会得到赞赏，也懂得作出了贡献，便会使这个世界更有价值。他积累财富，买了一幢房子，并让他所认识的一对青年夫妇和他同享这所房子。这样，查理过上了幸福的生活。

查理拆掉了自己的心墙，努力地融入到周围的爱，将得到的爱和付出的爱化作一盏明灯，照亮了自己今后的人生之路。

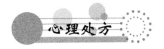

心理处方

在与人交往时，需要与人分享你的幸福和快乐，将你的心窗打开，不要吝啬心中的爱，因为只有爱人者才会被爱。当你孤独时，你会获得许多关于爱的美丽传说；当你陷入困境时，你会得到许多充满爱心的人的关怀和帮助。

懦弱是导致失败的一大原因

人生在世，最可怕的就是胆小懦弱地过一辈子。可是有的人却生性懦弱，毫无冒险之心，这无疑是导致失败的一大原因。既然生而为人，我们就应当承担起我们作为人的责任和义务，书写那一个大大的"人"字。

懦弱者害怕压力，因而他们害怕竞争。在对手面前，他们往往不善于坚持，而选择逃避或屈服。

懦弱者并不忽视自尊，但他们常常更愿意用屈辱来换回安宁。

懦弱者常常害怕机遇，因为他们不习惯迎接挑战。他们从机遇中看到的是忧患，而在真正的忧患中，他们又看不到机遇。

懦弱者不善长应对冲突，因而他们害怕刀剑，进攻与防卫的武器在他们的手里捍卫不了自身。他们当不了凶猛的虎狼，只愿做柔顺的羔羊，而且往往是"任人宰割"的羔羊。

懦弱者总是会遭到嘲笑，而遭到嘲笑，懦弱者会变得更加懦弱。

懦弱者时常自怜自卑，他们心中没有生活的高贵之处。鸿图大志是他们眼中的浮云，可望而不可及。

懦弱通常是恐惧的伴侣，它们都束缚了人们的心灵和手脚。

懦弱者常常会品尝到悲剧的滋味。南唐后主李煜性格懦弱，终于没能逃脱沦为亡国之君、饮鸩而死的悲惨命运。

当初，宋太祖赵匡胤肆无忌惮、得寸进尺地威胁欺压南唐。镇海节度使林仁肇有勇有谋，听闻宋太祖在荆南制造了几千艘战舰，便向李后主奏禀：宋太祖是在图谋江南。南唐爱国人士获知此事后，也纷纷向李后主奏请，要求前往荆南秘密焚毁战舰，破坏宋朝南犯的计划。可李后主却胆小怕事，不敢准奏，以致失去了防御宋朝南侵的良机。

后来，南唐国灭，李后主沦为阶下囚，其妃小周后常常被召进宋宫，侍奉宋皇，一去就得好多天，至于她进宫到底做些什么，作为丈夫的李后主一直不敢过问。只是小周后每次从宫里回来就把门关得紧紧的，一个人躲在屋里悲悲切切地抽泣。对于这一切，李煜忍气吞声，把哀愁、痛苦、耻辱往肚里咽，忍无可忍时，就写些诗词，聊以抒怀。

李煜虽然在诗词上极有造诣，然而作为一个国君、一个丈夫，他是一个懦夫、一个失败者。

美国的推销员弗兰克说："如果你是懦夫，那你就是自己最大的敌人；如果你是勇士，那你就是自己最好的朋友。"对于胆怯而又犹疑不决的人来说，一切都是不可能的。事实上，总是担惊受怕的人，就不是一个自由的人，他总是被各种各样的恐惧、忧虑包围着，看不到前面的路，更看不到前方的风景。正如法国著名文学家蒙田所说："谁害怕受苦，谁就已经因为害怕而在受苦了。"

J·保罗·格蒂是石油界的亿万富翁、一位最幸运的人。早期，他走的是一条曲折的路。他上学的时候认为自己应该当一名作家，后来又决定要从事外交工作。可是，出了校门之后，他发现自己被俄克拉荷马州迅猛发展的石油业所吸引，那时他的父亲也是在这方面发财致富的。搞石油业偏离了他的主攻方向，但是他觉得，他不得不把自己的外交生涯延缓一年，他想试试自己的运气。

格蒂通过在其他开井人的钻塔周围工作筹集了钱，有时也偶尔从父亲那里借一些钱（他的父亲严守禁止溺爱的原则，他可以借给儿子钱，但是借给他的并不多）。年轻的格蒂是有勇气的，但不是鲁莽的。如果一次失败就足以造成难以弥补的经济损失的话，这种冒险的事他不会去干。他头几次冒险都彻底失败了，但是在1916年，他碰上了第一口高产油井，这个油井为他打下了幸运的基础，那时他才23岁。

是幸运吗？当然。然而格蒂的幸运是应得的，他做的每一件事都没有错。那么格蒂怎么会知道这口井会产油呢？他确实不知道，尽管他已经收集他所能得到的所有资料。"总是存在着一种机会的成分的，"他说，"你必须乐意接受这种成分，如果你一定要求有肯定的回答，那你就会捆住自己的手脚。"

廉·丹佛说："冒险意味着充分地生活。一旦你明白它将带给你多么大的幸福和快乐时，你就会愿意开始这次旅行。"

心理处方

　　冒险值得一试，敢为别人所不敢为，那你就有可能成为强者，成为幸运儿。幸运可能会使人产生勇气，反过来勇气也会帮助你得到好运。

　　值得注意的是，"敢为"不同于"鲁莽"，二者是有本质区别的。如果你把一生的储蓄孤注一掷，采取一项引人注目的冒险行动，在这种冒险中你有可能失去所有的东西，这就是鲁莽轻率的举动。如果你尽管因要踏入一个未知世界而感到恐慌，然而还是接受了一项令人兴奋的新的工作机会，这就是"敢为"。

让烦恼和忧愁统统见鬼去吧

　　在过错和失意的纠缠中折磨自己，是很多人常用的做法，他们不懂得生命的可贵和心灵的释然。心经受了过多的蒙蔽，已落满尘埃，失去了生机与灵气。

如果你仔细观察周围，就会发现，在宁静的生活中，大多数人都是亲切的、富有爱心的、充满宽容的。如果你犯了错，而且真诚地请求他人的宽恕，绝大多数人不仅会原谅你，还会把这事儿忘得一干二净，使你再次面对他们时一点愧疚感也没有。

我们这种亲切的态度对所有人都一样，没有人种、地域、民族的分别，但就只对一个人例外。谁？没错，就是我们自己。

可能有人会怀疑："人类不都是自私的吗？怎么可能严以律己，宽以待人？"是的，人总是会很容易原谅自己，不过，这只是表面上的饶恕而已，在深层的思维里，我们一定会反复地自责："为什么我会那么笨？若是当时细心一点就好了。"或是："我真该死，这样的错怎能让它发生？"

如果你还不相信，请再想想自己有没有犯过严重的错误，如果想得出来的话，那你一定仍在耿耿于怀，并没真正忘了它。表面上你原谅了自己，实际上你将自责收进了潜意识里。我们可以对他人这么宽大，难道自己就没有资格获得这种仁慈的待遇吗？

没错，我们是犯了错，但除了上帝之外，谁能无过？犯错只表示我们是平常之人，不代表就该承受地狱般的折磨。我们唯一能做的只是正视这种错误的存在，在错误中学习，以确保未来不会发生同样的憾事。接下来就应该获得绝对的宽恕，然后就得把它忘了，继续往前行进。

人一生中犯的错误很多，如果对每一件事都深深地自责，一辈子都背着一大袋的罪恶感过活，你还能奢望自己走多远？

犯错对任何人而言，都不是一件愉快的事情。一个人遭受打击的时候，难免会格外消沉。在那一段灰色的日子里，你会觉得自己就像拳击场上失败的选手，被那重重的一拳击倒在地，头昏眼花，满耳都是观众的嘲笑。那时，你会觉得已经没有力气爬起来了！可是，你会爬起来的。不管是在裁判数到 8 之前，还是之后。而且，你还会慢慢恢复体力，平复伤痛，你的眼睛会再度张开，看见光明的未来。你会淡忘掉观众的嘲笑和失败的耻辱，你会为自己找一条合适的路，不跟自己过不去。

法国影片《野鹅敢死队》里的男主人公简·德斯，因筹划"野鹅行动计划"而与昔日的老搭档福克曼谋面时，曾说了一段看似无可奈何实则深思熟虑的对话。

福克曼："我们已经有 9 年没有见过面了吧？"

简·德斯："不，10 年了！"

福克曼（若有所思地）："我们那些伙伴……"

简·德斯（打断他的话）："噢，别提他了——来，我们来找个理由干一杯吧！"

两个老朋友久别重逢，不由得抚今追昔，缅怀故人，感慨生命与人生的无常和无奈……

是啊，找个理由干一杯！——即便毫无干杯的理由！纵然危在旦夕，人也不能让烦恼和忧愁把自己闷死！让烦恼和忧愁统统见鬼去吧！我们虽然没有能力拒绝所有的不幸和痛苦，但我们却同样没有任何义务去承受任何忧伤和悲哀。

生活，是美好而沉重的。人生，更是丰富多彩而又艰难曲折的。苦乐忧欢、钟情失意、坦途坎坷、成败荣辱、花前月下、落日西风……对谁都一样，繁杂纷呈、五光十色、千姿百态……绝不像傍晚听音乐那样舒畅陶然，轻松愉快，也不像夏日喝啤酒那样清爽惬意，开心畅怀。世界不给贝多芬欢乐，但他却咬紧牙关扼住命运的咽喉，用痛苦去铸造欢乐来奉献给世界。他们都找到了干杯的理由——为弹奏痛苦与欢乐的主旋律，干杯！

干杯吧，哪怕仅仅就为了我们现在都还活着！

钢琴有黑键有白键。有时想来，人生也好比钢琴，你不能只触黑键不触白键。真正精彩的人生，就好比经典的围棋棋局，黑白交错，互相打入，互相侵削，互相渗透。在几十年说长不长、说短却也不短的人生中，人们尝过痛苦也享过快乐，从自己、从他人、从同辈、也从前辈那儿悟出了一些道理来。其中之一是：知足知不足，有为有弗为。坦率地说，来到世界的每一个人智力虽有高低，但都差不了多少，成功重在毅力。这世上有那么多美丽的诱惑，因此，终生踏踏实实地追求一个人生目标，就成了件非常非常困难的事了。特别是今天，选择的机会太多太多，像满天的星斗，这当然是好事，因为这样的环境让社会充满了竞争和选择的活力。但太多的机会又何尝不是美丽的陷阱？它们一个个分散了你有限的生命，也使你有了更多一事无成的可能。

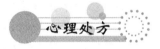

心理处方

生命是有限的，可以充满快乐，也可以充满烦恼和忧愁，我们完全可以选择前者。

别跟自己过不去，我们应该珍惜当下，珍惜生命，感谢生命。人在旅途之中，应该为他人、为社会、为自己尽些心力。

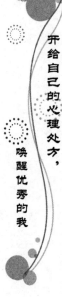

贪婪者什么都缺

古人说："人为财死，鸟为食亡。"贪得无厌者通常是没有好下场的。贪欲永远无边，放纵贪欲就会招来无穷的灾害。聪明的人常常克制对金钱的欲望，而大多数人却放纵这样的欲望。贪婪并非遗传所致，而是由个人在后天社会环境中受到不良的影响，形成自私、不满足的价值观而出现的不正常的行为表现。

从前有一座山，山里有一个神奇的洞，里面的宝藏足以使人终生享用不尽。但是这个山洞100年才会开一次。

有一个人无意中经过那座山时，正巧碰到百年难得的一次洞门大开的机会。他兴奋地进入洞内，发现里面有无数的金银珠宝，他急忙往袋子里装。由于洞门随时都有可能关上，他必须动作迅速，并且要尽快离开。

当他得意扬扬地装了满满一口袋珠宝，愉快地走出洞口后，却发现帽子忘在里面了，于是他又冲入洞中，可惜时间已到，洞门已经关上了。

故事很简单，却耐人寻味。

贪婪者被欲望牵引，欲望无边，贪婪无边。贪婪者什么都缺，常怀有私心，一心算计，斤斤计较，却最终一无所获。古语说："人为财死，鸟为食亡。"人不能没有欲望，不然就会失去前进的动力，但人也不能贪婪，因为贪欲是一个无底洞，你永远也填不满。前苏联教育家马卡连柯曾经说过："人类欲望本身并没有贪欲，如果一个人从烟雾迷漫的城市来到一片树林中，呼吸清新的空气，谁也不会说他消耗氧气是过于贪婪。贪婪是从一个人的需要和另一个人的需要发生冲突开始的，是由于自认为必须用武力、狡诈、盗窃，从他人手中把快乐和满足夺过来而产生的。"

一个穷人会缺很多东西，但是，一个贪婪者却什么都会缺！

贫穷的人只要一点东西就可以感到满足，奢侈的人需要很多东西也可满足，但是贪婪的人却需要一切东西才能满足。所以贪婪的人总是不知足，他们天天生活在不满足的痛苦中，贪婪者想得到一切，但最终两手空空。

这里有一则寓言：

上帝在创造蜈蚣时，并没有为它造脚，但是它们爬得和蛇一样快。

有一天，它看到羚羊、梅花鹿和其他有脚的动物都跑得比它还快，心里很不高兴，便嫉妒地说："哼！脚越多，当然跑得越快！"

于是，它向上帝祷告说："上帝啊！我希望拥有比其他动物更多的脚。"上帝答应了蜈蚣的要求。他把好多好多的脚放在蜈蚣面前，任凭它自由取用。

蜈蚣迫不及待地拿起这些脚，一只一只地安在自己的身上，从头到尾，直到再也没有地方可贴了，它才依依不舍地停下来。

它心满意足地看看满身是脚的自己，心中窃喜："现在，我可以像箭一样地飞出去了！"

但是，等它开始要跑步时，才发觉自己完全无法控制这些脚。这些脚劈哩啪啦地各走各的，它非得全神贯注，才能使这一大堆脚不致互相绊跌而顺利地往前走。这样一来，它走得比以前更慢了。

任何事物都不是多多益善，蜈蚣因为贪婪，想拥有更多的脚，结果却适得其反，脚成了束缚它行动的绳索，代价可谓惨重。

如果你因得到整个世界，而丧失了自己的生命，那么，你也是得不偿失的。因贪婪得来的东西，会成为人生的累赘。贪婪，轻则让人丧失生活中的乐趣，重则误了身家性命。生活的压力越来越大，脸上的笑容就会越来越少，这也许就是贪婪的代价。

心理处方

贪婪是可以改正、克服的，具体方法如下：

1. "20问"法

这是一种自我反思法，即自己在纸上连续写出20个"我喜欢……"，写的时候要不假思索。待全部写完后，再逐一分析哪些是合理的欲望，哪些是超出能力的过分的欲望，这样就可明确贪婪的对象与范围，最后对造成贪婪心理的原因与危害，自己做较深层的分析。例如，有一个贪财的人在纸上连续写下"我喜欢钱""我喜欢很多的钱""我喜欢自己是个有钱人""我喜欢有许多财富""我喜欢过有钱的生活"……他写完之后，就要思考一下，自己对钱是否有一些过分的欲望，为什么许多举动都与钱有关。接着往下想，人的生活离不开钱，但这钱应来得正，不能取不义之财；钱是身外之物，生不能带来，死不能带走，贪婪之心最终会阻碍自己的发展。然后分析自己是否有攀比、侥幸的心理，是不是缺乏正确的人生观、价值观。

2. 格言自警法

利用格言警句时刻提醒自己，约束自己，不要过于贪婪。

3. 知足常乐法

一个人对生活的期望不能过高，虽然谁都会有些需求与欲望，但要与本人的能力及社会条件相符合。每个人的生活有欢乐，也有失缺，不能攀比，俗话说，"人比人，气死人""尺有所短，寸有所长"，心理调适的最好办法就是做到知足常乐，"知足"便不会有非分之想，"常乐"也就能保持心理平衡了。

金科玉律真的可信吗

生活中很多"金科玉律"，这些"金科玉律"你都会不加选择地相信吗？然而，有些"金科玉律"并非我们想象的那样，完全正确，毫无破绽，不过是些陈见和偏见罢了。谁信奉它，谁就会受制于它。

我们从小就被教导不能做这个，不能做那个，久而久之就形成了一些固定的观念。这些观念成为了我们行走社会的"金科玉律"，它们让我们少受挫折的同时，也常常阻碍着我们去开拓新的人生格局。这些观念禁锢着我们的大脑，侵蚀着我们的潜能。因此，要改变命运，我们就得先从改变观念开始。

大家也许都记得这句"金科玉律"：想要别人怎样对待你，就先怎样对待别人。

这几乎是人人眼中的"金科玉律"，有的家长甚至会拿这句话来教育自己的孩子。遗憾的是，若把这句"名言"应用到团队中，问题可就大了。这句话的假定是，你的对待方式会同对方的对待方式一样，这就是"先怎样对待别人"的立论。把这种观点应用在解决团队问题时，就等于是说在协调冲突、决策和搜集信息上，你会跟大家的看法一致，如果真的是这样，"团队"的存在还有什么意义，毋庸置疑，团队的力量不容小觑。

很多人会将这句"名言"当成个人生活的策略，我们通常会这样处理周遭发生的事。但把这句"名言"当成策略，很可能会陷入本位主义的泥潭。因为这句"名言"假定自己的看法就是他人的看法，因此自己所想的就是适当、正确的。如果你就是在这种金科玉律教导下长大的，难免会养成这种思考逻辑。不过，如果你以不同的观点思考，就能开启许多前所未有的成功之门。

我们被自己对世界的偏见所蒙蔽，看不到个人见解的可笑和荒谬。这种狭隘的观念，直接影响了我们在处理变革引发的差异时，采取的决策和行动。

如果你认为所有看待事情的观点是绝不相同的，那在处理变革差异的冲突及协商决策时，会相当危险。尤其在一意孤行地盲从自己的观点，不考虑他人时，情况便会更危险。

要真正有效处理变革所引起的差异，就得具备求同存异的能力，适时从别人的观点和立场来看事情。要这么做就必须把先前的金科玉律改变一下："以别人想被对待的方式对待别人。"其实，只要观念上稍微调整一下，变革的成效就有天壤之别的。

在我们生活的世界中，存在着各种各样的"应该""必须"等条条框框，它们编织了一个很大的误区，将现实生活中的人们网罗其中，而我们很多人往往习以为常、不假思索地照"章"行事。

我们每个人都生活在一个社会群体中，因此，我们不可能是一个完全孤立的个体，我们的思想和行为可能时时受到世俗的约束与制约。对于这些规则和方针，你也许不以为然，但同时又无法摆脱束缚，无法确定自己应该遵循哪些适用的规则和方针。

林肯曾经说过："我从来不为自己确定永远适用的策略。我只是在每一具体时刻争取做最合乎情理的事情。"他没有使自己成为某项具体策略的奴隶，即使对于普遍性策略，他也并不强求在各种情况下都加以实施。

如果一种规定或规矩妨碍着人们的精神健康，阻碍着人们去积极生活，它就是不健康的。如果你知道这种规矩是消极而令人讨厌的，而你又一直遵守规矩，那你就陷入了人生的另一种误区——你放弃了自我选择的自由，让外界因素控制了自己。生活中有两种类型的人，即外界控制型与内在控制型。认真分析一下你属于哪种类型，这将有助于你进一步审视自己生活中的大量误区性的条条框框。

杰克经常与妻子在家中争吵，以至于出现婚姻危机。后来，他去一位心理咨询专家那里咨询，听了杰克的诉说后，专家给他提出一些建议："不要总是试图向你妻子表明她错了，你不妨只同她讨论，而不是去辩明谁对谁错。只要你不再强求她接受你的意见，你也就不必自寻烦恼，不必为证实自己是正确的而无休止地争吵了。"后来，杰克试着做了，果然很奏效。一旦遇到相反的观点和看法，他不再与妻子争论，而是与妻子讨论，或者避而不谈。一段时间过后，夫妻二人的关系明显得到了改善。

其实，各种是非观念都代表着一种"应该"的条条框框。这些条条框框会妨碍你，当你的条条框框与他人发生冲突时，尤其如此。在我们的生活中不乏一些优柔寡断之人，他们无论大事还是小事都难以作出决定。究其原因，人们之所以优柔寡断，因为他们总希望做出正确的选择，他们以为通过推迟选择便可以避免犯错误，从而避免忧虑。有一位患者去求助心理医生，当医生问他是否很难做出决定时，他回答道："嗯……这很难说。"

你或许觉得自己在很多事情上也难以做出决定，甚至在小事上也是如此。这是习惯于以是非标准衡量事物的直接后果。如果当你要做出某些决定时，能抛开一些僵化的是非观念，而不顾虑什么是是非非，你将轻而易举地作出自己的决定。如果你在报考大学时竭力要作出正确的选择，则很可能不知所措，即使作出决定后，也还会担心自己的选择可能是错误的。因此，你可以这样改变自己的思维方法："所谓最好、最合适的大学是不存在的，每一所大学都有其利与弊。"这种选择谈不上对与错，仅仅是各有不同而已。

衡量是否更适合生活的标准并不在于能否做出正确的选择。你在做出选择之后，控制情感的能力则更为明确地反映出自我抑制能力，因为一种所谓正确的标准包含着我们前面谈到的"金科玉律"，而你应当努力打破这些条条框框。

时代是瞬息万变的，社会是日新月异的，人们的观念也要不断地更新。无数的事实表明，成功的喜悦总是属于那些思路常新、不落俗套的人。因此，想别人所不敢想，做别人所不敢做，往往会带给我们的生活带来意想不到的好运。

心理处方

生活中，任何事物都不是绝对的。任何规则或法律都不能保证在各种场合均能适用，或取得最佳效果。相比之下，具体情况具体分析的原则应成为我们生活和行事的准则。然而，你可能会发现，违反一条不适用的规定或打破一种荒谬的传统却很困难，甚至不可能。顺应社会潮流有时的确不失为一种生存的手段，然而如果走向极端，这也会成为一种神经过敏症。在某些情况下，按条条框框办事甚至会使你情绪低落、忧心忡忡。因此我们需要做到两个方面：一方面，摆脱那些毫无意义的"应该"标准；另一方面，走出是非观念的误区。

墨守成规让我们失去了创造力

世界充满了那些追随者、依附者、模仿者，他们喜欢墨守成规，喜欢以他人之思想为思想。但是社会所需要的却是那些有创新的人，能够离开熟悉区域，而闯入新天地的人——那些离开了先例旧方而医治病人的医师，那些用别出心裁的方法办理讼案的律师，那些把新的理想、新的方法带进教室的人民教师等，都是喜欢创新的人，他们不甘于平静，不甘于墨守成规，他们是一群可爱的人。

在现实生活中，很多的游戏规则都是我们自己设定的，而事实上却是，这些规则反而使我们丧失了创造力。因此，我们一定要记住：做任何事，没有规则不行，但过于因循守旧、墨守成规也不行。适当之时，要善于改变众人所遵循的规则，另辟蹊径，去创造自己的辉煌人生，唤醒一个优秀的自己。

研究行销管理的专家们曾经提出过一个观点：竞争会造成限制。意思是说，一般人习惯用"硬碰硬"的方式与人正面竞争，但是这种短兵相接的方式并不见得是最有效的制胜之道，反而会限制成功。因为当你正面去竞争的时候，你也就完全认同这个游戏，并愿意遵守某些固定的规则与观念，你的思想就会受制于某一个框框，这样反而阻碍了你发挥自己的创造力。

绝大多数人宁愿相信，遵守既定规则是非常重要的，否则，如果人人都想打破规矩，岂不是天下大乱？然而，管理专家强调，这只是一种鼓励突破思考的方法，让你更精确、有效地达成目标。换句话说，"要打破的是规则，而不是法律"。通常情况下，具有突破性思考特征的人，他们和旧式的行业规则格格不入，对每件事都产生质疑，不喜欢墨守成规，偏爱自由游荡。

从事运动心理学研究的美国斯坦福大学教授罗伯特·克利杰在他的著作《改变游戏规则》中指出："在运动场上，很多选手创造佳绩，都是因为他们打破了传统的比赛方法。"杰出的运动选手普遍具有这种"改变游戏规则"的特征。

根据罗伯特·克利杰的结论：突破思考是一种心态，可以鼓励人不断学习，不停地创造。所以，如果你想改变习惯，尝试新的挑战，那就突破规则，改变游戏方法吧！

所谓改变游戏规则，就是要掌握主控权。要改变规则不难，关键在于有没有求变的决心。一般人遇到没有把握的状况常常会犹豫，所以说人最大的敌人是自己。通常情况下，你决定"变"还是"不变"的标准是，如果你从以前的经验中找不到任何成功的例子，你就做最坏的打算——可以赔多少？只要赔得起你就做，更何况你可能会赢。

是否求变，还有一个规则：越是有许多人说不，就越该改变。在1993年美国大选中，克林顿曾经说过一句话："我们要改变游戏规则……"而布什总统却说："我有丰富的经验！"也许布什落选的一个重要原因是他在"往后看"，而不是"向前看"。

不要害怕你自己成为"创始人"。不要仅仅做一个人，而要做一个新的人、独立的人。不要想去仿效你的祖父、你的父亲、你的邻居，这就像紫罗兰花要模仿玫瑰花，菊花想要效颦向日葵一样的可笑。

要知道，没有人能够因仿效他人而得到成功。成功是不能从抄袭、模仿中得来的。成功是个人的创造，是由创始的力量所造成的，所以我们要勇于去做成功路上的创造者。

日本的"电子之父"松下幸之助就是这样一位富有智慧、善于洞察未来的成功人物。每当人们问及他成功的秘诀时，他总是淡淡一笑，说："靠的是比别人稍微走得快了一点。"

1917年，松下幸之助在确立自己事业的方向时，靠的就是在自己的智慧基础上形成的强烈的超前意识。严格地讲，松下幸之助同电器结下不解之缘并没有内在的必然联系，他的祖上经营土地，父亲从事米行，而他进入社会首先是涉足商业，所有这些都与电器制造业相隔甚远，况且有关电的行业在当时只是凤毛麟角。然而，他深信电作为一种新式能源，在给人类带来方便的同时，也会带来更多的欲望；灿烂的电气时代如同电灯一样将会照亮人类生活的每个角落，因此，投身电器制造，也一定会前途灿烂。尽管在创业伊始，他就受到挫折和打击。然而，这种超前意识使他有了坚强的信念和必胜的信心。正是由于"稍微走得快了一点"，使得"松下电器"从无到有，从小到大。

第二次世界大战结束后，世界又恢复了新的和平。遭受战争创伤的人民，在新的和平环境里又重新燃起了生活和工作的热情。睿智的松下幸之助又超前地看到"新文明"将带来世界性的家电热。对于"松下电器"，这即是一次发展壮大的难得机会，又是一次艰巨而又严峻的挑战。松下幸之助正是凭借着"稍微走得快了一点"，大刀阔斧地进行机构调整和技术改革，从而使"松下电器"在新的挑战中得到了前所未有的发展。

20世纪50年代，松下幸之助第一次访问美国和西欧时发现：欧美强大的生产力主要基于民主的体制和现代的科技，尽管日本在上述方面还相当落后，然而这一趋势将是历史的必然。松下幸之助正是把握住了这一超前趋势，在日本产业界率先进行了民主体制改革。政治上给予产业充分的自主权，建立了合理的劳资体制和劳资关系。经济上他改革了日本的低工资制，使职工工资超过欧洲，接近美国水平，并建立了必要的职工退休金制度，使员工的物质利益得到充分满足。劳动制度上实现每周5天工作日，这在当时的日本还是第一家。松下幸之助认为：这一改革并非单纯增加休息日，而是为了进一步促进产品的质量。好的工作成就产生愉快的假日，愉快的假日情绪又带来更高的工作效率。只有这样，生产才能突飞猛进，效益才能日新月异。

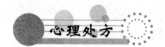

心理处方

"时势造英雄"，被改变了的环境就是一种新的时势、新的发展机遇。无论是地理环境、交际环境，还是职业环境、人文环境，每一次改变都为我们自身提供了一个新的广阔的发展空间。

改变自己，才能改变自己目前所处的艰难困境，改变将一切变成可能，墨守成规只会让自己故步自封，在原有的状态中等待生命的消亡。

凡是不能适应者，都会被淘汰

人最怕的就是无法视变化为正常现象，他们没有适应变化的能力，包括步调、观念、做事的弹性和效率等，他们更不会探索自身的潜能，遇到变故，宁可坐以待毙。

两亿多年前，地球上到处是体积硕大的恐龙。后来，地球上发生变故，恐龙在很短时间内迅速走向灭绝。直至目前，科学家们还不能确定究竟当时发生了什么，唯一能确定的事，就是恐龙因为无法适应这种变故而遭致绝迹的下场。

能变通者才能生存，"物竞天择，适者生存"的准则不仅适用于上古时代，同样也适用于科技文明的人类社会。不论是生物学家还是经济学家都承认，在一场激烈的竞赛中，凡是不能适应者，都会被淘汰。

商场如战场，刀枪本无情，如果一个人在作战的中途倒下，则显示其生存的条件不够。不幸的是，在各个工作场所中，我们可以看到仍然有太多的"恐龙式人物"存在。这些"恐龙式人物"的特征大致如下：顽固、严苛、立定不前、缺乏弹性。

在工作上，"恐龙式人物"最大的障碍就是无法适应环境。在他们周围有许多学习新技术、继续深造、更换职务、创新企业的机会，但是他们往往视而不见，根本无心寻求新的突破。

工作与生活永远是变化无穷的，我们每天都可能面临改变，新产品和新服务不断涌现，新技术不断被引进，新的任务被交付，新的同事、新的老板……这些改变，也许微小，也许剧烈，但每

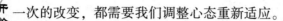

一次的改变，都需要我们调整心态重新适应。

面对改变，意味着对某些旧习惯和老状态的挑战，如果你紧守着过去的行为与思考模式，并且相信："我就是这个样子。"那么，尝试新事物就会威胁到你的安全。

不喜欢改变的人会安于现状，没有野心，没有创新精神，没有工作热忱，不设法改进自己，不让自己有机会做更好的工作。不喜欢改变的人不肯承认改变的事实。他们不愿为自己制造机会，而情愿受所谓运气、命运的摆布。不再成长，使得这类人过去所有的优点逐渐都变成缺点。譬如，对工作的野心转变为钩心斗角、玩弄权术，对公司的忠诚转变为对上司的逢迎拍马，对职员粗率无礼。他们让自己受限于困境，恐惧局限了他们的眼界，当然也降低了他们行事的能力。

"恐龙式人物"忘记了一个很重要的道理：一个人能否获得成就，就看他是不是敢于尝试。乐于冒险，喜欢试验，能变通，这些才是获得成功的途径。

一位搏击高手参加比赛，自信地以为一定可以夺得冠军，却不料在最后一场比赛在中，遇到一个实力相当的对手。双方皆竭尽了全力出招攻击，搏击高手发觉，自己竟然找不到对方招式中的破绽，而对方的攻击却往往能够突破自己的防守。

他愤愤不平地回去找到师父，一招一式地将对方和他对打的过程再次演练给师父看，并央求师父帮他找出对方招式中的破绽。

师父笑而不语，在地上划了一道线，要他在不擦掉这条线的前提下，设法让这条线变短。

搏击高手苦思不解，最后还是放弃思考，请教师父。

师父在原先那条线的旁边，又划了一道更长的线，两者相较之下，原先的那条线看起来变得短了许多。

师父开口道："夺得冠军的重点，不在于如何攻击对方的弱点。正如地上的长短线一样，只要你自己变得更强，对方正如原先的那条线一般，也就无形中变短了。如何使自己更强，才是你需要苦练的。"

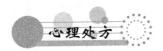

心理处方

变化是最好的适应法则。天才并不是天生的强者，他们的意识与自我创新力并非与生俱来，而是在后天的努力中逐渐形成的。从他们身上我们学到，最好的适应和生存法则便是创新和变化。

是"稳中求胜"还是冒险

成功者最大的特点就是具有用创新精神做实验及冒险的意愿。进取的人和普通人最明显的差别就在于：进取的人在态度上勇于冒险，且容易接受新观念，能鼓舞他人去从事一无所知的事物，而非尽玩些安全的游戏。他们之所以敢于冒险，是因为有冒险力的驱动。如果做事怕冒险的话就没办法把事情做好了。而要冒险，一定要有足够的勇气和资本。

所谓的资本是指冒险力，冒险力就是在无法确定的复杂情势下，发挥它的神奇魔力的。只凭着第六感或运气是没办法安然渡过大大小小的风险的。如果一切都在计划之内、意料之中，也就算不上什么冒险精神了。

说到冒险精神，人们就会联想到发现美洲新大陆的哥伦布。

在一般的传统观念中，崇尚"稳中求胜"，认为"凡人世险奇之事，绝不可为"，这种思想的积毒严重地影响了人们的做事风格，也给人们的事业带来了一些不利因素。所以人应改变心中的这个固有的观念，尝试着去冒险，并在冒险中焕发出生命的色彩，唤醒优秀的自己。

哥伦布还在求学的时候，偶然读到一本毕达哥拉斯的著作，知道了地球是圆的，他将这牢记在心中。经过很长时间的思索和研究后，他大胆地提出，如果地球真是圆的，他便可以经过极短的路程而到达印度了。自然，许多自以为有学识的大学教授和哲学家们都嘲笑他的意见。他们觉得，他想向西方行驶而到达东方的印度，岂不是痴人说梦话吗？他们告诉他，地球不是圆的，而是平的，然后又警告道，他要是一直向西航行，他的船将会驶到地球的边缘而掉下去……这不是等于走上自杀之路吗？

然而，哥伦布对这个问题很有自信，只可惜他家境贫寒，没有钱让他去实现这个理想。他想从别人那儿得到一点钱，助他成功，但一连空等了 17 年，还是失望，所以，他决定不再向这个理想努力了。因为使他忧虑和失望的事情太多了，他的红头发也完全变白了——虽然当时他还不到 50 岁。

灰心的哥伦布这时只想进西班牙的修道院去度过自己的后半生。正在这时候，罗马教皇却怂恿西班牙皇后伊莎贝露帮助哥伦布。教皇先送了一些钱给哥伦布，算是路费。哥伦布自觉衣服过于褴褛，便用这些钱买了一套新装和一头驴子，然后启程去见伊莎贝露，沿途穷得竟以乞讨过活。皇后赞赏他的胆识，并答应赐给他船只，让他去从事这种冒险的工作。最大的难题是，水手们都怕死，没人愿意跟着他走。于是哥伦布鼓起勇气跑到海滨，面对几位水手，先向他们哀求，接着是劝告，最后用恫吓手段逼迫他们去。他又请求女皇释放了一些狱中的死囚，并许诺他们如果冒险成功，就可以免罪恢复自由。

1492年8月，哥伦布率领3艘船，开始了一次划时代的航行。刚航行几天，就有两艘船破了，接着他们又在几百平方公里的海藻中陷入了进退两难的险境。他亲自拨开海藻，船才得以继续航行。在浩瀚无垠的大西洋中航行了六七十天，也不见大陆的踪影，水手们都失望了，他们脑羞成怒，要求返航，否则就要把哥伦布杀死。哥伦布兼用鼓励和高压两手，总算说服了船员。

天无绝人之路，在继续前进中，哥伦布忽然看见有一群飞鸟向西南方向飞去，他立即命令船队改变航向，紧跟这群飞鸟。因为他知道海鸟总是飞向有食物和适于它们生活的地方，所以他预料到附近可能有陆地。果然，他们很快发现了美洲新大陆。

当他们返回欧洲报喜的时候，又遇上了四天四夜的大风暴，船只面临沉没的危险。在十分危急的时刻，他想到的是如何使世界知道他的新发现，于是，他将航行中所见到的一切写在羊皮纸上，用腊布密封后放在桶内，准备在船毁人亡后，使自己的发现能够留在人间。

哥伦布他们总算很幸运，终于脱离了危险，胜利返航了。哥伦布如果没有不怕困难、不怕牺牲、勇往直前的进取精神，"新大陆"能被早日发现吗？

哥伦布的探险成功了。

哥伦布无畏、勇敢和百折不回的精神值得我们学习。当水手们畏惧退缩之时，只有他还要勇往直前；当水手们恼羞成怒警告他再不折回便要叛变杀了他时，他的答复还是那一句话："前进啊！前进啊！前进啊！"

看看哥伦布，再看看我们自己，我们没有任何理由不去修正自己，以便建立起敢于打破传统框架、勇于去冒险的坚定信念。然而，可悲的是，固守传统观念的人，崇尚"稳中求胜"，认为"凡人世险奇之事，绝不可为。或为之而幸获其利，特偶然耳，不可视为常然也。可以为常者，必其平淡无奇，如耕田读书之类是也"。可是，随着时代的发展，这种思想已明显落伍。常人的机遇，常人的成功，往往存在于危险之中，你想要美好的机遇吗？你想要事业的成功吗？那就要敢冒风险，投身危险的境地，去探索，去创造，不要瞻前顾后，不要惧怕失败。

利奥·巴斯卡利雅说："希望就有失望的危险，尝试也有失败的可能。但是不尝试如何才能有收获呢？不尝试怎么能进步呢？不做也许可以免于受挫折，但也失去了学习或进步的机会。一个把自己限于牢笼中的人，是生活的奴隶，无异于丧失了生活的自由。只有勇于尝试的人才拥有生活的自由，才能冲破人生难关。"

这正是他对自己生活的总结。小时候，老师们就时常告诉他，一旦选错行，梦想就没法实现，还告诉他，他永远不可能上大学，劝他把眼光放在比较实际的目标上。但是，他没有放弃自己的梦想，不但上了大学，还拿到了博士学位。当他决定抛弃已有的一份优越的工作去环游世界时，人们说他最终会为此后悔，并且拿不到终生教职，但是，他还是上了路。结果，他回来后不但找到了一份更好的工作，还拿到了终生教职。当他在南加州大学开办"爱的课程"时，人们警告他，他会被当作疯子。但是，他觉得这门课很重要，还是开了。结果，这门课改变了他的一生。他不但在大学中教"爱的课程"，还被邀请到广播、电视台举办"爱的讲座"，受到美国公众的欢迎，成为家喻户晓的"爱的使者"。

他说："每件值得的事都是一次冒险。怕输就错失游戏的意义。冒险当然有带来痛苦的可能，可是不去冒险的空虚感更痛苦。"

事实上，无论我们选择试还是不试，时间总会过去。不试，什么也没有；试，虽然有风险，但比起浪费时间，总会有所收获。

当时我们试图鼓起勇气去尝试的时候，我们可以这样想：可能发生的最坏的事情是什么？

柯德特在纽约市一家公司里有一个舒适的职位，但是他想当自己的老板，到新罕布什尔经营自己的小生意。他问自己：如果失败了，最坏的结果是什么呢？他想到了倾家荡产。然后他继续问自己：倾家荡产后最坏的事情是什么？答案是他不得不寻找任何一个工作的机会。之后，最坏的事情可能是他又厌恶这种工作，因为他不喜欢受雇于别人。最终，他会再找一条路子去经营自己的生意，而这一次，有了上一次失败的教训，他懂得了如何避免失败。这样想过之后，他采取了行动，去经营自己的生意，并真的获得了成功。他后来总结道："你的生活不是试跑，也不是正式比赛前的准备运动。生活就是生活，不要让生活因为你的不负责任而白白流逝。要记住，你所有的岁月最终都会过去的，只有作出正确的选择，你才配说你已经活过了这些岁月。""艰苦的选择，如同艰苦的实践一样，会使你全力以赴，会使你有力量。躲避和随波逐流是很有诱惑力，但是有一天回首往事，你可能意识到：随波逐流也是一种选择——但绝不是最好的一种。"

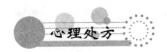
心理处方

不论何时，只要尝试做事的新办法，就要把自己推向冒险之旅。假如你想致力于改良事物的现况，就不得不欣然冒险。用罗斯福总统夫人伊莲娜的话说就是："我们必须去做自以为办不到的事。"

只有当我们选择尝试时，我们才能不断发现自己的潜力，从而找到最适合自己的事业，并冲破人生的难关。

你知道思维定式有多可怕吗

常规思维的惯性，又可称之为"思维定式"，这是一种人人皆有的思维状态。当它在支配常态生活时，还似乎有某种"习惯成自然"的便利，所以不能否认它的积极作用。但是，当面对创新时，如若仍受其约束，就会形成对创造力的障碍。

大象能用鼻子轻松地将一吨重的行李挑起来，但我们在看马戏表演时却发现，这么巨大的动物，却安静地被拴在一个小木桩上。因为它们自幼时开始，就被沉重的铁链拴在木桩上，当时不管它用多大的力气去拉，这木桩对幼象而言，实在太沉重，当然动也动不了。不久，幼象长大，力气也变大了，但只要身边有桩，它总是不敢妄动。

这就是思维定式。长成后的象，可以轻易将铁链拉断，但因幼时的经验一直隐藏在大象心中，所以它习惯地认为"绝对拉不断"，因此也就不再去拉扯。从一些人类来看也是如此——虽被赋予"头脑"这一最强大的武器，但因自以为是而将其搁置一边，于是徒然浪费"宝物"，实是愚蠢。

由此可知，不只是动物，一些人也因未排除"固定观念"的偏差想法，而只能以常识性、否定性的眼光来看事物，理所当然地认为"我没有那样的才能"，终于白白浪费掉大好时机。除了这种静止地看待自己的形而上学的错误外，用僵化和固定的观点认识外界的事物，有时也会带来危害。比如，通常我们都知道，海水是不能饮用的，可是如果抱了这种认识，也可能犯下严重的错误。

一次，一艘远洋海轮不幸触礁，沉没在汪洋大海之中，幸存下来的 10 名船员拼死登上一座孤岛，才得以活命。但接下来的情形却更加糟糕，岛上除了石头，还是石头，没有任何可以用来充饥的东西。更要命的是，在烈日的暴晒下，每个人都口渴得冒烟，水成为了最珍贵的东西。尽管四周是水，可谁都知道，海水又苦又涩又咸，根本不能用来解渴。现在这 10 个人唯一的生存希望是下雨或过往船只发现他们。

他们等了很久，没有任何下雨的迹象，天际除了一望无边的海水，没有任何船只经过这个死一般寂静的岛。渐渐地，他们支撑不下去了。

9 个船员相继渴死，当最后一个船员快要渴死的时候，他实在忍受不住，扑进海水里，"咕嘟咕嘟"地喝了一肚子海水。船员喝完海水一点儿也觉不出海水的苦涩味道，相反觉得这海水非常甘甜，非常解渴。他想：也许这是自己死前的幻觉吧，便静静地躺在岛上，等着死神的降临。他睡了一觉后，醒来发现自己还活着，船员感到非常奇怪，于是他每天靠喝海水度日，最终等来了救援的船只。

后来人们化验这里的海水发现，这儿由于有地下泉水的不断翻涌，所以，海水实际上是可口的泉水。

"习以为常""耳熟能详""理所当然"的事物充斥着我们的

生活，让我们逐渐失去了对事物的热情和新鲜感。经验成了我们判断事物的唯一标准，存在当然变成了合理。随着知识的积累、经验的丰富，我们变得越来越循规蹈矩，越来越老成持重，于是丧失了创造力，想象力也萎缩了。思维定式已经成为人类超越自我的一大障碍。

亨利·兰德平日非常喜欢给女儿拍照，而每一次女儿都想立刻得到父亲为她拍的照片。于是有一次他就告诉女儿，照片必须全部拍完，等底片卷回，从照相机里拿下来后，再送到暗房用特殊的药品显影。而且，在副片完成之后，还要照射强光使之映在别的像纸上面，同时必须再经过药品处理，只有经过这些工序，一张照片才告完成。他向女儿作说明的同时，内心却在问自己："难道没有可能制造出'同时显影'的照相机吗?"对摄影稍有常识的人在听了他的想法后都异口同声地说"怎么可能，简直就是异想天开"，并列举出许许多多的理由。但他却没有因此而退缩，于是他把与女儿的对话当成一种契机。最后，他终于不畏艰难地完成了"拍立得相机"。这种相机的作用完全依照女儿的希望，同时，兰德企业也因此诞生了。

直到 40 岁，亨利·福特的生意才获得成功。然而，他没有受过多少教育。在建立了他的事业王国之后，他将目光转向了制造八缸引擎。他把设计人员召集到一起说："先生们，我需要你们造一个八缸引擎。"这些聪明的、受过良好教育的工程师们深谙数学、物理、工程学，他们知道什么是可做的、什么是行不通的。他们以一种宽容的态度看着福特，好像在说："让我们迁就一下这位老人吧。"他们非常耐心地向福特解释八缸引擎从经济方面考虑是多么不合适，并解释了为什么不合适。福特不以为然，只是一味强调："先生们，我必须拥有八缸引擎，请你们造一个。"

工程师们心不在焉地干了一段时间后，向福特汇报："我们越来越觉得造八缸引擎是不可能的事。"然而，福特先生可不是轻易被说服的人，他坚持说："先生们，我必须有一个八缸引擎，让我们加快速度去做吧。"于是，工程师们再一次投入到工作中。这次，他们比先前工作的劲头更大了。但一段时间过后，他们对福特的汇报与上次如出一辙："先生，八缸引擎的制造完全不可能。"然而，对于福特根本不存在"不可能"之说。利·福特用炯炯有神的目光注视着大家，说："先生们，你们不了解，我必须有八缸引擎，你们要为我做一个，现在就做吧。"猜猜接下来如何？他们成功制造出了八缸引擎。

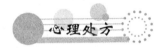

心理处方

标新立异能突破思维定式，即突破人们的思维常规，反常用计，在"奇"字上下功夫，拿出"出奇"的做人做事"招数"，赢得出奇的效果，最终获得成功。

是时候甩掉错误的观念了

我们每个人现在所处的环境，正是以往生活的态度造成的，所以，若想改变未来的生活，使之更加顺利，必须先改变此时的想法，如果坚持错误的观念，固执不愿改变，即使再努力，恐怕也体会不到成功带来的喜悦。

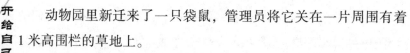

开给自己的心理处方，唤醒优秀的我

动物园里新迁来了一只袋鼠，管理员将它关在一片周围有着 1 米高围栏的草地上。

第二天一早，管理员发现袋鼠在围栏外的树丛中蹦蹦跳跳，此时，管理员就立刻将围栏的高度加到了 2 米，再一次把袋鼠关了进去。

第三天早上，管理员依旧看发现袋鼠跑出了栏外，于是又将围栏的高度加到 3 米，又把袋鼠关了进去。

隔壁兽栏里的长颈鹿问袋鼠："依你看，这围栏到底要加到多高才能关得住你？"

袋鼠回答道："很难说，也许 5 米高，也许 10 米，甚至可能加到 100 米高——那个管理员如果不将栅门锁好，围栏加得再高也是枉然。"

在过去的岁月中，相信你一定有过非常努力地追求过很多东西的经历，比如财富、名望、爱情、尊严……你得到了吗？得到之后，幸福与快乐是否也随之而来？而你是否真的快乐？

问题可能在于我们的出发点是否正确。大多数人都认为："先让我得到，然后再为快乐操心吧。"而当他们耗尽心血，使尽手段，终于爬到成功顶峰时，环顾周围，却蓦然发现，自己的家人、朋友、同事竟已被甩在了身后，而自己是如此的孤独与不快乐。这时你不禁要问："我哪里做错了，怎会如此？"而一些从未成功过的朋友，也一直都喜欢问同样的问题。对于这个问题，故事中袋鼠的回答应是最好的答案：如果不将栅门锁好，围栏加得再高也是枉然。

每一个人现在所处的境况，正是以往自己所抱的想法造成的。所以，如想改变未来的生活，使之更加顺利，必得先改变此时的想法。坚持错误的观念，固执不愿改变，即使再努力，恐怕也体会不到成功带来的喜悦。

一个平凡的上班族迈克·英泰尔，37 岁那年做出了一个疯狂的决定：他放弃薪水优厚的记者工作，把身上仅有的 3 万多美元捐给街角的流浪汉，只带了干净的内衣裤，由阳光明媚的加州靠搭便车与陌生人的好心横越美国。

他的目的地是美国东岸北卡罗莱纳州的"恐怖角"。

这是他精神快崩溃时做的一个仓促决定。某个午后他"忽然"哭了，因为他问了自己一个问题：如果有人通知我今天死期到了，我会后悔吗？答案竟是那么肯定。虽然他有人人称羡的工作、善良的亲友、美丽的女友，他发现自己这辈子从来没有下过什么赌注，平顺的人生从没有高峰或谷底。他为自己的前半生哭了。

一念之间，他选择北卡罗莱纳的恐怖角作为最终目的地，借以象征他征服生命中所有恐惧的决心。他检讨自己，很诚实地为他的"恐惧"开出一张清单：

自小时候起他就怕邮差、怕保姆、怕猫、怕鸟、怕蛇、怕大海、怕蝙蝠、怕黑暗、怕飞、怕城市、怕荒野、怕热闹又怕孤独、怕失败又怕成功、怕精神崩溃……他无所不怕，却又似乎"英勇"地当上了记者。

这个懦弱的 37 岁男人上路前竟还收到奶奶的纸条："你一定会在路上被人杀掉。"但他成功了，4000 多里路，78 顿饭，仰赖 82 个好心的陌生人。一路上，他没有接受过任何金钱的馈赠，在雷雨交加中睡在潮湿的睡袋里，也有几个像杀手或抢匪的家伙使他心惊胆战。他在游民之家靠打工换取住宿条件，还碰到不少患有精神疾病的好心人。他终于来到恐怖角，并且收到女友寄给他的提款卡。他不是为了证明金钱无用，只是用这种正常人会觉得

"无聊"的艰辛旅程来使自己面对所有恐惧。

恐怖角到了,但恐怖角并不恐怖。原来"恐怖角"这个名称,是 16 世纪的一位探险家取的,本来叫"Cape Faire",被讹写称"Cape Fear",只是一个失误。

迈克·英泰尔终于明白:"这名字是不合适的,就像我自己的恐惧一样。我现在明白自己为什么一直害怕做错事,我不是恐惧死亡,而是恐惧生命。"他花了 6 周的时间,去了一个和自己的想象无关的地方,他得到了什么?得到不是目的,而是过程。虽然他绝对不会想让这样的经历再来一次,但这次经历在他的回忆中是甜美的信心之旅。

人生真不过如此了。当你在一个安逸的环境中沉湎得太久时,一切都已成定势,你只是顺着生活的惯性在前行,心中已没有了追求事业和成功的热切渴望。所有的东西都静如止水,进入接近真空的状态,曾经的棱角和锐气被磨平。这样的人是悲哀的,注定在事业上庸庸碌碌,一事无成。

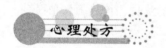

心理处方

明智的做法应该从是改变自己做起。一个人只有勇于去改变,才能让事业和生活的轨道脱离原来的固有模式,朝着新的方向驰骋。给自己一个好的改变吧,这是你事业成功的必由之路,也是人生对你的要求。

你患有"借口症"吗

我们常常会听到这样或那样的借口。借口在我们的耳畔萦绕，告诉我们不能做某事或做不好某事的理由，它们听上去似乎是"理智的声音""合情合理的解释"，冠冕而堂皇。

在日常生活中，因各种借口造成的消极心态，就像瘟疫一样毒害着我们的精神和心灵，并且互相感染、影响，极大地阻碍着我们正常潜能的发挥，使当中的许多人未老先衰，丧失斗志，处世消极。然而，正像传染病可以治疗一样，"借口症"这个心态病也是可以克服的。办法之一就是用事实将借口一一驳倒，使它没有理由在我们心中立足。

借口是一块敷衍别人、原谅自己的"挡箭牌"，就是一副掩饰弱点、推卸责任的"万能器"。有多少人把宝贵的时间和精力放在了如何寻找一个合适的借口上，而忘记了自己的职责和责任啊！

失败者大都喜欢找借口；成功者大都拒绝找借口，向一切可以作为借口的原因或困难挑战。富兰克林·罗斯福因患小儿麻痹症而下身瘫痪，他是最有资格找借口的。可是他以信心、勇气和顽强的意志向一切困难挑战，居然冲破美国传统束缚，连任四届美国总统。他以病残之躯，在美国历史上，也在人类历史上写下了光辉灿烂的成功篇章。

寻找借口，就是把属于自己的过失掩饰掉，把应该自己承担的责任转嫁给社会或他人。

我们来看看几个常见的借口是如何的荒谬：

1. 年龄借口

年龄绝不能成为不成功的借口。两个幼年时期的玩伴，十几年后聚在了一起，于是二人亲切地聊起来。然而，令人吃惊的是，两人竟都在感慨自己已经"老"了。"现在只是为了孩子赚钱，还有十几年就要退休养老了，没有其他想法了。"老天，才三十五六岁啊！怎么就等着退休养老呢？难怪我们这个社会有那么多失败者，他们不努力去追求成功，却随意找借口。

按说这二人现在都具有很好的条件去设立某个目标，努力完成。遗憾的是，他们竟然放弃了一切追求，年龄的借口和其他的交谈都显露了他们消极的心态。三十五六岁就说"老"了。事实恰恰相反，三十五六岁的人生是最有作为、精力最旺盛的时候。因为这个时候，人们因吸收广泛的生活养料而比较成熟，更容易认识和把握自己。

许多大成功者，都是在 30—60 岁的年龄阶段达到自己事业的顶峰的。北京天安制药集团总裁吕克键，49 岁才开始辞职创业；山东乳山百万富翁养蚶专家辛启泰，50 岁才海边滩涂上寻找到成功之路；四川"蚊帐大王"杨百万 66 岁才摆小摊开始做生意；美国前总统里根 73 岁还参加竞选。

成功学励志专家拿破仑·希尔对 2500 人进行分析，发现很少有人在 40 岁以前取得事业上的成功。美国著名的汽车大王福特，40 岁还没有迈出成功的重要步伐。美国钢铁大王安德鲁·卡耐基取得巨大成功之时，已过 40 岁。希尔本人出版第一本成功学著作时已是 45 岁，之后他为事业成功还奋斗了 42 年，当他 80 岁的时候还在出书。

2. 工作中的借口

上班迟到了，会有"忘了定闹钟""路上堵车堵得厉害""今

天家里临时有事"等借口；业务拓展不开，工作无业绩，会有
"客户的要求太无礼了""公司的制度有点问题""我已经尽力了"
等借口。事情做砸了有借口，任务没完成有借口。只要有心去找，
借口无处不在。

这样的人，在企业中不会成为称职的员工，在社会上也不是
大家可信赖和尊重的人。这样的人，注定只能是失败者。

3. 教育和文凭的借口

"我没有受过良好的教育""我没有文凭"，这是不少人常用
的借口。事实上学习知识的途径多种多样，学校教育、文凭教育，
仅仅是千万条求知途径中的一种。要知道从学校的书本上学东西，
通常有很大的局限性，真正的教育来自社会这所大学。

我们看看那些成功人士的教育与文凭情况："椰树集团"董
事长王光兴，初中文凭；"果喜集团"总裁张果喜，小学文凭；
治秃专家赵章光，高中文凭；美国钢铁大王安德鲁·卡内基 13 岁
开始工作，几乎没接受什么正规教育；美国石油大王洛克菲勒，
高中辍学；日本松下幸之助只有小学四年级的学历；香港富商李
嘉诚，初中辍学……这些成功者的知识与能力全靠自学而来。受
到良好的学校教育，当然对成功有帮助；没有受到学校教育、没
有文凭的人，只要愿意，自学永远不会晚。

4. 金钱借口

"我没有钱，所以我不能成功……"事实是，有钱可以帮助
我们成功，但没有钱，只要想办法同样可以创业赚钱，同样可以
成功。其实，金钱的来源途径很多：积少成多，大雪球是由小雪
球滚成的；向亲朋好友借钱集资；寻找一个能生财的门路；抓住
机会找银行贷款；或找有钱的单位和个人合伙；集资入股……许
多做大生意的人都不是靠个人的资金，而是充分利用了银行、信

用社以及社会闲散资金来成功的。

此外，还有"出身"借口、"运气"借口、"人际关系"借口、"健康"借口等。这些借口对我们都毒害无穷。

一个人做事不可能一辈子一帆风顺，就算没有大失败，也会有小挫折。而每个人面对失败的态度也都不一样，有些人不把失败当一回事，他们认为"胜败乃兵家之常事"。也有人拼命为自己的失败找借口，告诉自己，也告诉别人：他的失败是因为别人扯了后腿、家人不帮忙，或是身体不好、运气不佳等。在现实生活中，不把失败当一回事的人实在不多，而这种人也不一定会成功，因为如果他不能从失败中吸取教训，就算有过人的意志也没用。但不敢面对失败，老是为失败寻找借口，也不能获得成功。

为自己的失败寻找借口的人一般都不承认自己的能力有问题，固然有很多失败是来自于客观因素，是无法避免的，但大部分失败却都是因主观原因造成的。

面对失败是件痛苦的事，就如同自己拿着刀割伤自己一样，但不这样做又能如何？人要追求成功就必须找出失败的原因来，以便对症下药。如果一失败就为自己找借口，那你失败的机会很可能会多于成功的机会，因为你并未从根本上解决"病因"，当然也就要时常"发病"了。

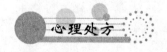

心理处方

当你面对失败时，不要寻找借口，而应寻找失败的原因。

自己检讨，也请别人批评。要找出失败的原因并不很容易，因为人常会下意识地逃避，因此应双管齐下。自己检讨是主观的，有正确的，也有不正确的；别人批评是客观的，当然也有正确的和不正确的，两者相比较，便能找出失败的真正原因了，这些原因一定和你的个性、智慧、能力有关。你应该好好分析这些问题，诚实地面对，并自我修正。如果能这么做，那你就不会再犯同样的错误，并且成功得比较快。

不要再为自己找托词

用托词来解释失败，这是人们习以为常的做法。这种习惯是成功的致命之伤，为什么人们不放弃他们喜爱的托词？显然，人们之所以时常会提到托词，是因为托词是他们制造的。

失败的人有一种共同的特征，他们知道失败的原因，并且有一套自己的托词。少数托词由事实证明是有道理的，但是社会只关心一件事：你成功了没有？

一个性格分析家列了一份常用的托词单，你在读这本书时，请细心检讨自己，判定这些托词中有多少是你自己经常使用的。一旦知道了自己的虚伪与无能，你就必须毫不犹豫地抛弃它们，从而更加肯定自己的能力，向成功前进。

如果我年轻一点……

如果我可以做自己想做的事……

如果我生来富有……

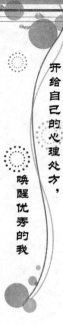

如果我能遇到伯乐……

如果我拥有别人的才能……

如果我现在没有结婚……

如果我有足够的权势……

如果我有钱……

如果我受过良好教育……

如果我找得到工作……

如果我身体健康……

如果我有时间……

如果生能逢时……

如果别人了解我……

如果周遭情况不同……

如果能重活一次……

如果我不在乎"他们"说的话……

如果过去让我有机会……

如果我现在有机会……

如果他没有"恨我"……

如果没有任何事阻碍我……

如果我没有这么多烦恼……

如果我嫁（娶）对人……

如果人们不这么笨……

如果我的家人不这么奢侈……

如果我对自己有信心……

如果我不是时运不济……

如果我不是生来命运不佳……

如果"该是什么就会是什么"是不正确的……

如果我不用这么辛苦工作……

如果我没有损失我的财产……

如果我敢维护自己的权利……

如果我抓住了那个机会……

如果没有人刺激我……

如果我不用料理家务和照顾孩子……

如果我可以存点钱……

如果领导赏识我……

如果有人能帮助我……

如果我的家人了解我……

如果我住在大城市……

如果我能早一步……

如果我有时间……

如果我有他那样的个性……

如果我不这么胖……

如果别人知道我的才能……

如果我能有个"机会"……

如果我能偿清债务……

如果我没有失败……

如果我知道该怎么做……

如果没人反对我……

朋友,你还要说什么呢?所有这些都只能证明你是弱者!还不行动,更待何时?如果人们有勇气正视自我,看清自我,则完全可以发现错误,并加以改正。

制造托词是人们的习惯,这种习惯难以打破。柏拉图说过:

"征服自己是最大的胜利，被自己所征服是最大的耻辱和邪恶。"另一位哲学家也有相同的看法，他说："当我发现别人最丑陋的一面正是我自己本性的反映时，我大为惊讶。"艾乐勃·赫巴德说："我一直有个谜，为何人们用这么多的时间制造借口以掩饰他们的弱点，并且故意愚弄自己？如果用在正确的用途上，这些时间足够矫正这些弱点，那时便不需要借口了。"

心理处方

以往你也许有一些合理的托词，不去追求你的理想，但是这些托词现在应该抛弃了，因为你已经有了开启人生财富之门的万能钥匙——活着，活着就是一切失败与成功的资本。

这把万能钥匙是强大有力的！对你而言，它是所有欲望的金杖。使用这把钥匙，不会受到处罚；但是如果你不使用它，则必须付出代价。

相信你自己！你一定会成功的！

你喜欢吃免费的午餐吗

记得有过这样一个故事，一位国王为子孙后代总结守业的箴言，最后得出一句话："天下没有免费的午餐。"这句话道出了人世间的许多真义。大凡那些等待天下掉陷饼的人，都要为此而付出代价。所以，人应摒弃坐享其成的念头，积极努力，去打造人生的辉煌。

从前有一个帮人杀牛的屠夫，不但工作认真、技术高超，而且为人忠厚老实，长相也相当英俊，没有任何不良嗜好，颇受当地人欢迎，是当地的优秀男青年。可由于他家徒四壁，又有个常年卧病在床的老母亲，小伙子到了成家的年龄，却没有哪家的姑娘愿意嫁给他。大家都替他着急，纷纷给他说亲。

这天，有个稀客来找屠夫的主人，说是要给屠夫提亲，对方是县太爷的千金。主人听了惊喜万分，忙将屠夫叫来。

"我身体有残疾，恐怕配不上县太爷的千金。"屠夫面无丝毫喜色。

"你根本没什么残疾啊！"主人感到非常奇怪，可又问不出个所以然来，只好作罢，便请来人转告县太爷，回绝了这门亲事。邻居听说这件事后，都觉得很不理解，都为屠夫感到可惜，个个都说屠夫不知好歹。

"你们以为这样的好机会，我愿意放弃啊？当然是有原因。"屠夫一脸无奈。

"到底是原因呢？"有好事者追根问底。

"他的女儿肯定丑得没人敢要。"屠夫答道。

"你又没见过，怎么知道？"

"依我多年杀牛的经验！每天我一拿到牛肉，就会分出哪些是上等牛肉，哪些是次等牛肉，哪些是下等牛肉，而往往上等牛肉早就有人预定了，最后只剩下那些次等牛肉和下等牛肉没人要，只好贱卖，甚至在每天收摊时免费送给别人，不然只有丢掉。所以我推测县太爷的千金一定是长得奇丑无比，不然的话，这样的好事怎么会有我这样一个屠夫的份呢？"众人感到有理，无不佩服

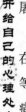
屠夫的明见。

天下没有免费的午餐，"免费"的背后肯定是伪装的陷阱。在每个人事业发展的道路上都遍布了这样的陷阱，因而要打破坐等免费午餐的观念和想法，须知这样做的结果只会让自己付出惨痛的代价，最终导致一无所获。

成功的人，在取得成功的过程中，一定付出了艰苦的劳动，一定是勤奋和善于积累的。

牛顿是世界一流的科学家。当有人问他到底是通过什么方法得出那些非同一般的成就时，他诚实地回答道："总是思考着它们。"还有一次，牛顿这样表述他的研究方法："我总是把研究的课题置于心头，反复思考，慢慢地，起初的点点星光终于逐渐地变成了阳光一片。"正如其他有成就的人一样，牛顿也是靠勤奋、专心致志和持之以恒才取得巨大成就的，他的盛名也是这样得来的。放下手头的这一课题而从事另一课题的研究，这就是他的"娱乐"和"休息"。牛顿曾说过："如果说我对公众有什么贡献的话，这要归功于勤奋和善于思考。"另一位伟大的天文学家开普勒也这样说过："只有对所学的东西善于思考才能逐步深入。对于我所研究的课题我总是追根究底，想出个所以然来。"英国物理学家、化学家道尔顿不承认自己是什么天才，他认为他所取得的一切成就都是靠勤奋点点滴滴积累而成的。约翰·亨特曾自我评论道："我的心灵就像一个蜂巢一样，看起来是一片混乱，杂乱无章到处充满嗡嗡之声，实际上一切都整齐有序。每一点食物都是通过劳动在大自然中获取的。"

成功来自积极的努力，它从不自动上门。有些人以为只要想想成功就会降临，这其实是误区，其结果是很糟糕的。与其坐等免费的午餐，不如付出艰苦的劳动，以勤补拙，善于思考，善于积累，成功自然降临到我们身边。

请不要再自我设限

任何人都应该有一种抱负，那就是在生命中做一些独特的、带有个人特征的事情，从而使自己免于平庸和世俗，并使自己远离毫无目标、无精打采的生活。最理想的抱负就是植根于现实土壤的切实目标，在自身能力范围之内尽可能地追求卓越。所以说，不要再自我设限啦，我们每个人都应该尽可能地挖掘自身的潜能，激发自己的雄心壮志。

人的悲哀不在于他们不去努力，而在于他们总爱给自己设定许多条条框框，这些条框无意之间限制了他们想象的空间，以及创造的潜能和奋进的范围。看似一天到晚在忙碌，实际上自己已经给自己套上了可怕的"金箍罩"，注定碌碌无为。

科学家曾做过一个有趣的实验：

他们把跳蚤放在桌上，一拍桌子，跳蚤立即跳起，跳起高度均在其身高的 100 倍以上，堪称世界上跳得最高的动物。然后他们在跳蚤头上罩一个玻璃罩，再让它跳。第一次跳蚤就碰到了玻璃罩，连续多次碰壁后，跳蚤改变了起跳高度以适应环境，每次跳跃高度总保持在罩顶以下。接下来，科学家逐渐改变玻璃罩的高度，这使跳蚤都在碰壁后主动改变跳跃的高度。最后，玻璃罩接近桌面，这时跳蚤已无法再跳了。于是，科学家把玻璃罩打开，再拍桌子，跳蚤却变成"爬蚤"了。

跳蚤变成"爬蚤"，并非是它已丧失了跳跃的能力，而是一次次受挫使它学乖了，习惯了，麻木了。最可悲之处在于，实际上玻璃罩已经不存在了，它却连"再试一次"的念头都没有了。玻璃罩已经罩在了它的潜意识里，罩在了它的心灵上。行动的欲望和潜能被自己扼杀了！科学家把这种现象叫作"自我设限"。

"自我设限"是人生的最大障碍，如果想突破它，我们就必须不怕碰壁。这时我们就用得着"饥渴精神"了。如果那只跳蚤永远想着"外面有美味可以填饱肚子"，那它就永远都不会放弃跳跃，除非生命终结。

无独有偶，自然科学家法布尔也曾利用毛毛虫做过一次很不寻常的试验。这些毛毛虫总是盲目地跟着前面的毛毛虫走，所以它们又叫游行毛毛虫。法布尔很小心地安排，使它们围着花瓶的边缘走成一个圆圈。花瓶的旁边则放了一些松针，这是毛毛虫喜欢的食物。毛毛虫开始绕着花瓶走，它们一圈又一圈地走，一连 7 天 7 夜，一直围着花瓶团团转。最后，终于因饥饿与筋疲力尽而死去。在不到6 寸远的地方就有很丰富的食物，而它们却饥饿而死。

许多人像毛毛虫一样，放弃主宰自己的命运，按别人的意愿过日子，却不能够自主地生活。这种人最突出特点就是盲从，他们没有目标，就像一艘没有舵的船，永远漂流不定，所以只会到达失望、失败和丧气的海滩。

许多人犯了毛毛虫所犯的错误，结果只从丰富的生活中获得了很小的一部分。他们跟着大家绕圈子，根本不到别的地方去。他们遵循既定的方法与步骤，没有别的理由，因为"大家都那样做"和"大家都认为应该那样做"。其实，深究起来，这两个小实验的结果揭示了极为深刻的寓意。

敢于打破自我设定的障碍，多一点超越，少一点盲从，世界会不一样。

很多时候，某些我们极其敬仰的人给予我们的信任和鼓励，或者是当有些人对我们表示怀疑时另一些人却毫不犹豫地对我们的才能表示肯定，都可能激发起我们的雄心，并使我们在一瞬间看到无穷的机会。或许在当时我们并没有对此给予太多的关注，但是，它很可能成为我们职业生涯中的一个转折点。

在生活中，无数的人在阅读一本激励人心的书或一篇感人至深的励志美文时，突然感到灵光一闪，蓦地发现了一个崭新的自我。如果没有这样的一些书或文章，他们可能会永远对自身的真实能力懵懂无知。任何能够使我们真正认识自己，能够唤醒我们的全部潜能的东西都是无价之宝。

问题在于，我们中的绝大多数人从来没有被唤醒过，或者是直到生命的晚年才真正认识自身的能力，但是为时已晚，再也不可能有大的作为了。因此，在我们年轻时就应当对自身的潜能有一个清醒的认识，唯其如此，我们才可能有效地发掘生命的潜力，从而最大程度地实现自我的价值。

大多数人在撒手人寰时，还有相当大的一部分潜能根本就没有被开发。他们只使用了自身能力中很小的一部分，而其他更珍贵的财富却白白地闲置在那儿，原封未动。

最大化地开发自己的潜能，已成为我们一生要面对的重要问题。那么如何才能做到让潜能最大限度地开发出来呢？其实，潜能开发的途径有许多，但从成功学的角度而言，主要有4个方面，即"诱、逼、练、学"。

1. "诱"就是引导

寻求更大领域、更高层次的发展，是人生命意识中的根本需求。"这山望着那山高""喜新厌旧"是人的本性。因此，具有主体自觉意识的自我，有理性的自我，是绝不愿意停留在任何一种狭小的、有限的状态之中的，而是总想不断开拓以取得更大的发展，从而更好地生存的。这种炽热的、旺盛的发展需要是渴望成功的表现，是潜能蓄势待发的前兆。只要对这种发展意识给予有益的暗示、引发、规划和培育，就能很好地激发并释放潜能。

2. "逼"就是逼迫

人是一个复杂的矛盾体，既有求发展的需要，又有安于现状、得过且过的惰性。能够卧薪尝胆、自我警醒的人少之又少，更多的人需要的是鞭策和当头棒喝式的促动，而"逼"就是"最自然"的好办法。人们常说的"压力就是动力"，就是这个意思。因此，"被逼"不是无奈，"被逼"是福。要么你是被"看得起"委以重托，要么是有好运气，否则别人不会"逼"到你的头上来。

逼自己，就是战胜自己，必须比过去的自己更好；

逼自己，就是超越竞争，必须比别人更好。别人想不到的，我要想到；别人不敢想的，我敢想；别人不敢做的，我来做；别人认为做不到的，我一定要做到。潜能的力量是巨大的！生命力是从压力中体现出来的。生命力就是创新能力，就是创造力，就是人的潜能，也就是竞争力。

3. "练"就是练习

此处特指专家为开发人的潜能而专门设计的练习、题目、测验、训练，如脑筋急转弯、一分钟推理等，多做有益。另外还包括"潜意识理论与暗示技术""自我形象理论与观想技术""成功原则和光明技术""情商理论与放松入静技术"等。

4. "学"就是学习

学习绝对是增加潜能基本储量及促使潜能发挥的最佳方法。知识丰富必然联想丰富，而智力水平则取决于神经元之间信息联接的广度和信息量。

一枚铜币中隐藏的魔力

许多人不懂得资金的积累是创富的必备条件，他们挥霍无度。"人无横财不富，马无夜草不肥""财富不是靠积累而是靠豪夺而得到的……"这些都是失败者的借口，要知道，大钱都是由小钱积累起来的。你平日忽视的一块钱，就可能带有巨大的魔力。

有许多年轻人经常夸耀说，他们每月可以赚很多的钱，但拿到之后总是花个精光，他们从来不愿存一分钱。有了这种习惯的年轻人到了晚年也剩不下几个钱，他们晚年的景象必定会十分凄凉！

许多年轻人往往把本来应该用于发展事业的资本，用到时髦的嗜好或娱乐方面。如果他们能把这些不必要的花费节省下来，积少成多，一定可以为将来事业的发展奠定一个坚实的基础。

年轻人之所以一踏入社会就花钱如流水，胡乱挥霍，是因为他们从不知道金钱对于事业的价值。他们胡乱花钱的目的只是想让别人觉得自己"阔气"。

即使是在隆冬季节，当他们与女友约会时，也非得买些价格昂贵的鲜花或各种糖果等小玩意儿。他们也许不曾想到，这样费尽心机、花费钱财追来的爱人，可能并不是真的爱他们。一旦他们品尝了挥霍带来的恶果，便又开始埋怨当初的恶习，紧接着，不懂积蓄等又成为他们的现成借口，于是继续借着它们去掩饰一生不能成功的现实。

很久以前，有个年轻人，在大街上捉到一只老鼠。他把老鼠送到一家药铺，得到一枚铜币。他用这枚铜币买了一点糖浆，兑上水给花匠们喝后，花匠们每人送他一束鲜花。他卖掉这些鲜花，便积聚了8个铜币，买了一些糖果。

一天，风雨交加，御花园里满地都是被狂风吹落的枯枝败叶。年轻人对园丁说："如果这些断枝落叶全归我，我可以把花园打扫干净。"园丁们很乐意："先生，你都拿去吧！"年轻人走到一群玩耍的儿童中间，分给他们糖果，顷刻之间，他们帮他把所有的断枝败叶捡拾一空。皇家厨工到御花园门口看到这堆柴火，便买下运走，年轻人得到了16个铜币。

年轻人在离城不远的地方摆了一个水罐，供应500个割草工人饮水。不久他又结识了一个商人，商人告诉他："明天有个马贩子带 400 匹马进城。"听了商人的话，他对割草工人说："今天请你们每人帮我割一捆草，行吗？"工人们很感激年轻人为他们提供饮水，便都很慷慨地说："行！"马贩子来后，需要买饲料，只有年轻人这里草多，他便出 1000 个铜币买下了这个年轻人的 500 捆草。

几年后，年轻人成了远近闻名的富翁，他发家的本钱是用一只老鼠换来的一枚铜币。很多时候，富翁就诞生在我们身边，那些做小生意的人说不定哪天就成了大商人。

以上这个小故事生动地告诉我们积累资金的方式。即使是一枚看似平常的铜钱，也隐藏着惊人的魔力，只要我们懂得利用它，就可以凭借微不足道的资金实现我们的创富计划。

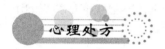

心理处方

成功是不会自动降临的。这里需要提醒那些大肆挥霍、不懂得积累的人们：当你们再一次埋怨没有创富的资本时，这本身已构不成一个理由，因为创富的资本人人都有，而成功不会自动降临。

幸运不会偶然降临

美国有一句谚语说："在通往失败的路上，到处是错失了的机会。等待幸运之神从前门进来的人，往往忽略了幸运之神也会从后面窗户溜进来。"只有敢于冲锋、主动进攻的人，才能抓住胜利的时机。机遇不会降临到守株待兔者的头上。

机遇之神经常敲响大门，但人们可能不敢去开启，因为他们开始犹豫，害怕敲门的不是天使，而是魔鬼。但就是在犹豫的刹那间，机遇之神溜走了。然后人们又开始悔恨：为什么自己没有抓住机遇？这样的情况在我们的日常生活中并不少见。很多人在机会降临的时候犹豫不决，在机会转瞬即逝之后又开始悔恨。

一位探险家在森林中看见一位农夫正坐在树桩上抽烟斗，于是上前和农夫打招呼说："您好，您在这儿干什么呢？"这位农夫回答："有一次我正要砍树，但就在这时风雨大作，刮倒了许多参天大树，这省了我不少力气。"

"您真幸运！"

"您可说对了，还有一次，暴风雨中的闪电把我准备焚烧的干草给点着了。"

"真是奇迹！现在您准备做什么？"

"我正等待发生一场地震把土豆从地里翻出来。"

这位农夫是坐等机会者。他这样坐等机会，也许有机会光顾于他，但几乎不可能，所以他只能这样侥幸地苟且偷生。而探险家则是主动寻找机会者，机会出现，就会一鸣惊人，成为成功者。显然，青年人应该有探险家的精神。如果你失业，不要希望差事会自动上门，不要期待解聘你的公司会请你"吃回头草"，天下没有这么好的事情。

人们总是这样说："如果给我一个机会……"或者是："为什么我的机会那么少？"其实这种想法都很可怜。只要世界还在变，机会就是无限的。朋友，抛开顾虑，创造你的机遇吧！跨出第一步，闯进机遇的网络之中，任由机遇把你带到遥远的地方去。不要怕，因为机遇往往会降临在无畏者的头上。

有一个叫朵拉的女孩，她的父亲是当地有名的外科整形医生，母亲是大学教授。她的家庭对她有很大的帮助，她完全有机会实现自己的理想。她从念中学的时候起，就一直梦寐以求要当上电台主持人。她觉得自己具有这方面的才能，因为每当她和别人相处时，即便是生人也都愿意亲近她并和她长谈。她知道怎样从人家嘴里掏出心里话。她的朋友们称她是他们的"亲密的精神医生"。她自己常说："只要有人愿给我一次上电台的机会，我相信我一定能成功。"

　　但是，她为达到这个理想而做了些什么呢？她什么也没做，而是等待奇迹出现，希望马上就当上电台主持人。

　　10年过去了，朵拉不切实际地期待着，结果什么奇迹也没有出现。

　　谁也不会请一个毫无经验的人去担任电台主持人。而且，电台也没有兴趣跑到外面去搜寻人，相反都是别人去找他们。

　　另一个叫小艾的女孩却实现了这样的理想，成了当地著名的电台主持人。小艾并没有白白地等待机会出现。她不像朵拉那样有家庭方面的经济来源，所以白天去打工，晚上在大学的舞台艺术系上夜校。毕业之后，她开始谋职，跑遍当地和周围城市的广播电台。但是，每一个地方的经理对她的答复都差不多："没有几年经验的人，我们是不会雇用的。"

　　但是，她并没有退缩，也没有等待机会，而是走出去寻找机会。她一连几个月，某一天，她终于在网上看到一则招聘广告，一座偏远的北方小城中有一家很小的电台招聘一名午夜电台主持人。

　　小艾是南方人，不喜欢北方。但是，有没有阳光、是不是下雪都没有关系，她只是希望找到一份和电台有关的职业，干什么都行！她抓住这个工作机会，动身到那个将是她的梦开始的地方——北方小城。

小艾在那里工作了 3 年，最后在一个大城市的电台找到了一份工作。又过了 5 年，她终于得到提升，成为了她梦想已久的著名电台主持人。朵拉那种失败者的思路和小艾的观点正好背道而驰，她们的区别就在于，朵拉在 10 年当中，一直停留在幻想上，坐等机会，期望时来运转，然而时光却流逝了，自己仍一事无成。而小艾则是采取了实际行动。首先，她充实了自己；然后，在偏远城市受到训练；接着，在大城市积累了比较多的经验；最后，终于实现了理想。

心理处方

成功者都是勤奋的人，他们从来都不指望幸运会偶然降临，只是忙于解决问题，把事情做好。失败者谈起别人获得的成功总会愤愤不平地说："人家有好的运气。"他们不采取行动，总是等待着有一天他们会走运，他们把成功看作降临在"幸运儿"头上的偶然事情。显然，这是不对的。

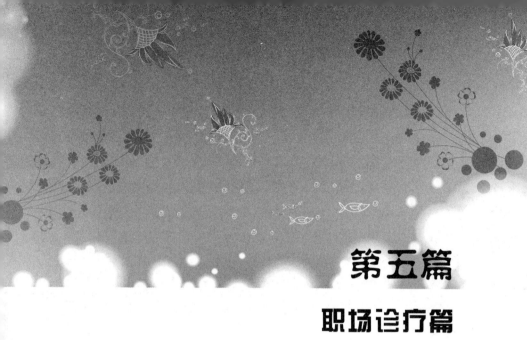

你会在职场中抗争吗

由于一些职场中的人长期以来养成了逆来顺受的习惯，使得他们在职场中窘迫不堪。他们的这些习惯如同一堵堵墙般紧紧将其包围，使得他们陷入"苟延残喘"的境地……

有一些职场中的人总是对人对事谨小慎微，从来不会随便得罪别人，即使别人得罪了自己，也不会怀恨在心，更不会"以牙还牙"。对于别人的一点点恩惠，也牢记心中找机会给予报答。这类人最易成为被欺压的对象，最苦最累、没人愿意干的工作必定是这类人去干。

这些人理所当然地成为了"受气包"。他们的一个最基本的特征就是埋头苦干，不争不夺，害怕受到伤害，害怕承担责任，不敢突破常规，不敢表达情绪……做什么事都瞻前顾后，畏首畏尾。

这些人总是一味地忍让、退缩，主张以"和"为贵，强调以"忍"为上，结果往往不能守住自己的底线，不战而降。

这些人总想当然地认为，只要遵守原则，就会自然而然地得到想要的结果，去争夺是对原则的一种违背，因而是不道德的也是不可取的。"老实"的员工以安分守己为美德，以争权夺利为丑恶，以不争为高尚。但是在现代社会，不敢争斗，不去争斗就不会成就优秀的自己。

然而任何的争夺都要冒一定的风险，任何的斗争都可能会有流血牺牲，一些人被这种可能的后果震慑，从此便变成了软弱者，处处吃亏，处处被人占便宜。

一些人日夜苦干，可到头来，一切功劳却被"大尾巴狼"一口叼走，实在是可怜。这种情况在职场中经常见到。

如果你是初到公司，而又有比较突出的工作能力和较高的学历。心胸豁达的领导认为你是可用之才，也许会大力提拔你。小心眼的领导却会对工作突出的你耿耿于怀，怕你抢了他的风头，阻碍他的仕途。小心眼领导的最大特征是将他人的业绩揽到自己头上，还时不时使个绊子。使绊子倒还不影响工作情绪，最怕的是业绩被抢，这时的你完成工作的成就感刹那间灰飞烟灭，个人在公司里的价值似乎也荡然无存，除了心寒，还是心寒。

这是小俊毕业后的第二份工作，在一家刚成立的咨询公司做。3个多月做下来，小俊发现，自己拿下的客户汇报到领导那里却都成了领导的业绩。领导原本是凭借骄人的工作经历被招进公司直接做客户总监的，仅比小俊早进公司两个多月。据说该领导在小俊进公司之前业绩平平，小俊进公司后，才有了点"高歌猛进"的意味（"高歌猛进"是老板在工作总结会上的表扬用词），而老板完全不知道这其中有很多是小俊的成绩。小俊与朋友们说起这些事，最常用的一个词是"郁闷"。如果不是就业形势不乐观，小俊可能已经开始寻找下一家公司了。可是现在，只好忍气吞声。

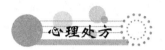

心理处方

　　不抗争固然是职场中人棱角磨圆的表现，但胆识仍是成功不可或缺的要素。其实，最可行的办法就是不动声色地抗争，利用和大老板直接对话的机会汇报自己的工作，多提对公司发展有价值的建议。这样你的表现显而易见，更不会给那些小心眼的领导留下可乘之机，阻挡自己的事业发展。

　　再者，无论职位高低，所有的员工都是给大老板打工的，所有的大老板都希望员工忠于自己。只要在大老板心目中确立良好的人格地位，你的"抗争"就成功了大半。

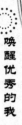

羞于争利是弊病

人们常常羞于争利，以为争取利益这件事本身不符合道德标准。这种传统的道德观已明显不符合现代社会的价值取向，使得这些人在职场中变得无所适从，利益也受到极大的损害。于是，当务之急是，要以新的利益观和道德观去衡量自己的所得，做好角色的转换。

有些人总是本本分分，他们在工作中任劳任怨，在生活上洁身自好，各个方面都达到了社会规范的要求，在同事中形象也是公认的好，但在领导眼里往往不是很优秀、很会做事。然而，他们却总是吃亏。也就是说，遵守规则的并没有得到奖励，这种现象看似不正常，但却很普遍地发生在我们周围，时间久了，反而成为正常现象。为什么总是"吃亏"？这与我们羞于争取自己合法利益的心态有着直接的联系。

有经济头脑的人在商场上，绝对见不得模棱两可、马马虎虎的事情。特别是在商定价钱时，他们非常仔细，对于利润的一分一厘，他们都计算得极其清楚。只要他们认为是自己应得的，他们一定会理直气壮地把它赚回来。在商场长期的磨炼中，有经济头脑的人练就了闪电般的迅速心算的能力。

某导游引导某个有经济头脑的人参观一个半导体收音机工厂，此人问道："女工每小时的工资是多少?"

导游一边盘算着一边说："女工们平均薪水为 25000 元，每月工作日为 25 天，一天 1000 元，每天工作 8 小时，那么 1000 用 8

除，每小时 125 元，换算成美元等于……"

花了两三分钟，那导游才计算出答案，可那位提问的人，听到月薪 25000 元后立即就想到"每小时 19 美金"。他早已根据女工人数与生产能力及原料等，算出生产每部电晶体收音机工厂能赚多少钱。

有经济头脑的人因为心算快，所以他们经常能作出迅速而准确的判断，这使他们在谈判中能镇定自若，在商场上游刃有余，步步紧逼，直至大获全胜。

对于他们来说，精于计算是为了争取自己应得的利益。他们认为，该获取的利益绝不应放手。他们既能考虑周全，又能迅速地计算出结果。把两者结合起来，便是他们的聪明之处，也是他们善于做生意的诀窍之一。这一点我们应该好好地学习学习。

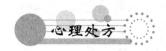

心理处方

有些人极端重视道德和规则，认为自己去争夺利益这件事本身不符合以道德为核心的道德标准。有些人总是认为"争"便是不道德，因为道德的行为是讲究无私奉献，只讲付出、不求索取的。但事实上，争取自己的合理权益是一个与道德无关的问题，按劳分配、等价交换乃是天经地义的公理。在工作中，有些职员看不到这一点，在他们眼里，争取利益是一件不具道德优势的事情，这些职员不屑抓住自己本应得的合法利益，也不知道该获取的利益绝对不能放手的道理。关于这一点，这些职员应该向有经济头脑的人学习。

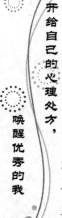

你会推销自己吗

一些职员不爱表现自己，这使得自己的优点得不到充分的展示。很多人不懂得什么叫"推销自己"，他们把自己严严实实地包裹起来，不让别人发现自己，其结果是在职场中默默无闻地度过一生。

职员若想获得成功，必须要善于推销自己。推销自己是一种才华、一种艺术。因为当你学会了推销自己，你就几乎可推销任何值得拥有的东西。一些职员具备了这种才华，而有的职员就不这么幸运了。

每天我们都在推销——不论我们是否深谙推销之道。当我们推销自己的时候，我们必须对以下情况有一个深刻的认知：

我们是什么人？

我们必须提供的是什么？

我们的优点在哪儿？缺点呢？

别人对我们有什么态度？

我们的目的又何在？

对于这些探测性的问题，必须以我们所认识的最确切的方式来回答，因为它是设立一个推销计划的基础，不管政界或商界都一样的。每一个人都必须找出自己的答案、自己的特点、自己的风格。跟你亲近的人或许不好意思指出你的不足——奇装异服、不良习惯等，因此当你考虑推销自己的最佳方案时，不得不诚实地重新审视自己一番。

对此，心理医生罗西诺夫是这样建议的："你要推销的第一个对象是你自己，你越练习好像对自己就越有信心，以为这样就能营造出一种'你很行'的气氛。你必须感觉到，你有权呼吸，占据一个空间，并感觉到很自在。"你的态度全部反映在你的举手投足之间。

一个感到自在的人，就会坐在整个椅面上，而不会只坐在椅子的边缘上。如果他是个高大的人，他就不会缩着脖子。"推销自己的重要性，远超过任何你要推出的产品或观念。你必须有办法直直地盯住对方的眼睛，使他深信你是个可靠的人。"

例如，在找工作的时候，尽可能把你成功的例子讲述出来。对一位艺术家或作家来说，这种过程是传统性的；但对其他人来说，这同时可以很有效地表现出你如何解决一个特殊的问题。如果你曾帮忙创造了一项产品，你应该拿出照片来，加上一段简短的文字，说明该产品优于其他产品的特点。常常一种视觉上的印象，会比单是文字的说明更具有深刻而长久的效果，而且也会比你自述的效果强得多。

推销自己时你一定要看起来很有信心，绝不能表现出很害怕的样子。最重要的是，你要认为你有资格担任那项职务，如果你被雇用的话，你认为你会做得很好。

此外，当你推销自己的时候，别担心做错事。但即便错了，也一定要从错误中得到教训。

推销是一种才华，就像是绘画的能力，需要培养个人的风格；没有风格的话，你只是普通大众中的一个而已。推销自己是一种才能，也是一种艺术。有了这种才能，才可能安身立命，才能抓住机遇，使自己立于不败之地。能将自己推销给别人的人才能推销世界上任何有价值的东西。而不懂得这些的人就不那么幸运了，他们把自己包在安于现状的套子里，不敢向自己提出挑战，亦不敢将自己的形象公之于众。这类人会时时碰壁，一无所成。其中的原因很简单：他们不善于推销自己。

心理处方

推销自己对一个人的成功来说十分重要，一般有如下几个技巧：

1. 学会表现自己

年轻人大多喜欢表现自己，但如果表现不好，就容易给人一种夸夸其谈、轻浮浅薄的印象。因此，最大限度地表现你的美德是最好的办法，表现的途径是你的行为而不是你的嘴巴。

靠别人发现终归是被动的；靠自己积极地表现才是主动的。成功者善于积极地表现自己最高的才能、德行，以及各种各样的处理问题的方式，同时获得了美誉。学会表现自己吧，在适当的场合、适当的时候，以适当的方式向你的领导与同事表现你的业绩，这是很有必要的。

2. 适当地表现出你的才智

一个人的才智是多方面的，如果你是想表现你的口语表达能力，你就要在谈话中注意语言的逻辑性、流畅性和趣味性；如果你想要表现你的专业能力，当领导问到你的专业学习情况时就要详细说明，你也可以主动介绍；如果你想要让领导知道你是一个多才多艺的人，那么当领导问到你的兴趣爱好时就要趁机发挥或主动介绍，以引出话题，如果领导本身就是一个爱好广泛的人，那么你可以主动"拜师求艺"。至于表现自己的忠诚与服从，除了在交谈上力求热情、亲切、谦虚之外，最常用的方式是采取"附和"的策略，但你要尽量讲出你这样讲的原因。领导最喜欢的是你能给他的意见和观点找出新的论据，这样既可以表现你的才智，又能为领导教育别人增加说理的"新材料"。

3. 降低期望值

人有百种，各有所好。假如你投其所好仍然没能被对方接受，你就应该重新考虑自己的选择。倘若期望值过高，目光盯着热门行业的热门企业，就应该适时将期望值降低一点，换一个虽然目前的发展得并不好，但有发展前景的企业。

唯唯诺诺真的不好

什么是唯唯诺诺？即没有自信、没有魄力，缺乏勇气的一种表现。唯唯诺诺是软弱、依赖、懈怠、退缩的表现；唯唯诺诺的性格使你的才能被埋没，也使领导对你的才能产生怀疑，更使你难以创造出令领导满意的工作业绩，最终导致你只能待在被遗忘的角落。唯唯诺诺者多遵守纪律，乐于服从，但在许多情况下，这种服从对领导者来说是一种没用的服从。因为这种人给人的感觉就是难当大任，不可能创造性地开展工作，也难独当一面地成为企业的"扛把子"。

唯唯诺诺者有一个特征，就是喜欢依赖别人，不能够脱离开领导的直接指挥和明确指示而独立地开展工作，工作中也是谨小慎微，不敢有所创新。试想，领导要把一部分工作交给职员去做，是因为他觉得自己的职员能很好地完成它。如果你事事需要得到上级的确切命令才能行事，这就等于把他分配给你的工作又踢了回去，这样，他一定会不满的。事实上，在工作中要做好任何一件事，都离不开职员的勇气和胆识。而一个没有工作实绩，在领导眼中是无能之辈的职员，想获得领导的重用，这种可能性实在是太小了。

正如曾在日本电力公司服务、被人称为"公司之鬼"的松永安左卫门曾经说的那样："人要有气魄，只要有气魄，天下无难事。丧失气魄的人，就没救了。有气魄者，地位、金钱，均可纷至沓来。"

唯唯诺诺，会使领导对你的才能产生怀疑；唯唯诺诺，是一种消极的行为方式，表现的是人的性格中不进取、不强大的一面。而许多工作的开展，则特别需要人的勇气、毅力、坚韧、果断、积极主动的态度和创造性精神。显然，唯唯诺诺者不会让领导感到放心，不敢把重担交付给他。一旦领导对职员留下缺乏才干、没有气魄的印象，该职员将会失去很多宝贵的机遇。然而，每一个职员都不想一辈子碌碌无为，永远停留在被领导的位置上。唯唯诺诺者靠的则是领导的怜悯，一旦领导不再需要你时，你便会变得一无是处，而且，你的"软弱"表现还会助长他"得寸进尺"的行为，他会任意地拿走你应得的利益。

心理处方

职员要想获得领导的重视，让自己成为一个对企业有用甚至是无法离开的人，就要尽量避免唯唯诺诺这种表现。职员能取信于领导，能为领导所重视，最重要的是要有实力。职员应表现自己的才干和魄力，能替领导解决问题，这样，领导才不会忽视你。

人人都说竞争很残酷

竞争是推动人们去重视人才、开发人才、培养人才的火车头，是促进人才成长和事业发展的重要因素。人才竞争是社会竞争的核心，竞争能刺激社会对人才的需求，这种社会需求，是人才辈出的强大驱动力。竞争也能使人们转变价值观念，将人才推到风口浪尖上展示才华。竞争中所产生的压力，能在奋斗者身上转化为进取的动力。竞争也是使人们提高目标期望、培养创新意识、激发创造力的熔炉，是推动人们拼搏不已的长鞭。

竞争是文明的世界赖以生存和发展的内驱力，也是对自我消极状态的一种尖锐挑战。

投入有益的竞争，就能激发自己的创造活力；参与有益的竞争，才会推动群雄竞技，造成百业兴旺、百家争鸣、百花齐放的局面。

在崇尚竞争、尊崇超越的知识经济社会，不论你是否愿意，你实际上都处于激烈的竞争之中。如缺乏竞争意识或不愿投入竞争，就会被无情的竞争大潮所吞没。

要树立战胜高手又不怕败于高手的心理，宁可 100 次败在高水平的人面前，也不去花费时间 100 次地战胜能力平平的人。

在一些人的字典里，没有"竞争"二字，甘于失败的人从来不参与竞争，他们的处世原则是"与世无争"，另外他们也认为自己没有竞争的能力，在心底把自己归为弱者一类。其实，谁都不是天生的强者，任何人的竞争意识都不是与生俱来的，而是在后天的奋斗中逐渐形成的。通过学习，谁都能有胆有识，谁都敢竞争。

人生所有美好的东西都是通过竞争获得的。权势也罢，名利也罢，都离不开一个"争"字。即便是爱情，不懂得竞争，也只能是"一厢情愿"。

也可以说，人生所有的成功都是在竞争中产生的。战场上的争雄，职场上的晋升，官场上的高就，商场上的逐利……无论在哪一个领域里出人头地，都是以竞争开始并以竞争结束的。

因此，有人说，人生就是一个竞技场，"物竞天择，适者生存"，不管是什么人，要想活得顺利，活得滋润，活得舒适，活得幸福，就必须积极参与到同周围人"争名逐利"的竞争中去。

不要因为自身的条件差而不敢与人竞争，"弱者"有自己生存的方式，要相信"弱者"不败，勇敢地面对敌人就是胜利的前提。

自然界有一条定律，"弱者"有自己的空间。的确，无论是强者还是"弱者"都有一套适应自然法则的本领，只要你认真地生活着，只要你拥有自己游刃有余的空间，充分发挥自己的优势，你的优势会弥补你的不足，你定能获得别人苦苦求索也无法得到的东西。

另外，"弱者"在强大的竞争丛林中生存也是一种本领。自然界中有一类攀援的植物，在高大树木的夹缝中生存，从而给自己找到一个安全的空间。在人类社会中，"弱者"同样可以生存于夹缝之中。为什么呢？因为强者并非一人。几个强者之间激烈竞争过程中，往往会产生一个真空地带。这是强者送给他们的一个大好机会。

总之，在自然界与人类社会中并无绝对的强弱之分，如果你是"弱者"，你不妨用智慧保护自己，在强者的夹缝中寻找广阔的天地。竞争使你无法平庸，无法松懈，无法抑制自己夺魁的欲望，除非你自甘成为别人眼中的"弱者"。

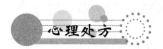

心理处方

从宏观上看，竞争能优化人才资源的配置，能优化人才的结构和素质。同时，竞争也是发掘人才和选拔人才的良好途径。

既然竞争是人才成长的良好动因，那么，优秀的你就要努力营造竞争环境，并适应这种你追我赶、不甘落后、奋勇争先的气氛。在欧洲曾流传着两句格言——"当你走入失败者当中的时候，你会发现，他们之所以失败，都是因为他们从来不曾走进鼓励人前进的环境中""一个人要善于从迟疑、消极、烦闷中走出来，并进入激励奋发者的环境中，因为这种环境是无价之宝"。在竞争

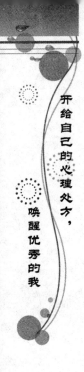

环境中，要效法先行者，必须奋起直追，为了使自己不被淘汰，就要奋争不已。这样，才能激发并保持争先创优的强者心理。而一旦失去竞争的环境，就容易使人安于现状，不思进取，最终为社会所淘汰。积极"加盟"竞争，并在竞争中锻造才气和智慧，这才是我们的正确选择。

如何选择正确的思想

生活是由思想造就的。消极的思想将产生消极的生活；积极的思想则创造积极的生活。

人们生活的快乐与否，完全取决于对人、事、物的看法。因为，生活是由思想造就的。

每一个人所必须面对的最大问题——事实上可以算是人们需要面对的唯一问题，就是如何选择正确的思想。如果我们能解决这一问题，就可以解决所有的问题。曾经统治罗马帝国，本身又是伟大哲学家的马可·奥勒留，把这些总结成一句话——决定你命运的一句话："生活是由思想造就的。"

不错，如果我们想的都是快乐的事情，我们就能快乐；如果我们想的都是悲伤的事情，我们就会悲伤；如果我们想到一些可怕的事情，我们就会害怕；如果我们想的是不好的事情，我们恐怕就会担心；如果我们想的全是失败，我们就会失败；如果我们沉浸在自怜里，大家都会有意躲开我们。诺曼·文生·皮尔说："你并不是你想象中的那样，而你却是你所想的。"

我们会发现，当我们改变对事物和其他人的看法时，事物和其他的人对我们来说就会发生改变。要是一个人把他的思想引向光明，他就会很吃惊地发现，他的生活受到很大的影响。一个人所能得到的，正是他自己思想的直接结果。有了奋发向上的思想之后，一个人才能努力奋斗，才能有所成就。如果我们的思想消极，我们就永远只能弱小而愁苦。

有一句名言："你希望自己成为什么样的人，你就会成为什么样的人。"人生就是"自我"不断实现的过程，自我实现的要求产生于自我意识觉醒之后，经历了"自我意识——自我设计——自我管理——自我实现"这样一个过程。如果把"自我设计"看作立志，那么"自我管理"便是工作，而"自我实现"就处在"自我管理"的过程中和终极点上。

人在一生中会做无数次的设计，但如果最大的设计——"人生设计"没做好，那将是最大的失败。设计人生就是要对人生实行明确的目标管理。如果没有目标，或者目标定位不正确，你的一生必然碌碌无为，甚至是杂乱无章的。做好"人生设计"，必须把握两点：一是善于总结，二是善于预测。对过去进行总结和对未来进行设计并不矛盾。只有对自己的过去进行好好的回顾、梳理、反思，才能找出不足，继续发扬优势。这样，在进行"人生设计"时，才能扬长避短。而对未来进行预测，就是说要有前瞻性的观念和能力。缺少了前瞻性的观念和能力，人将无法很好地预见自己的未来，预见事物的动态发展变化，也就不可能根据自己的预见进行科学的"人生设计"。

心理处方

一个没有预见性的人，是不可能设计好人生、走好人生之路的。

有一点必须记住，那就是设计好人生的前提是自知、自查。了解自己，了解环境，这是成功的前提条件。知己知彼，方能百战不殆。对自己有着清楚的了解与估量，才能有的放矢地进行"人生设计"。在知己知彼以后，需要对自己合理定位。人不是神，有很多不足和缺陷，对自己期望过低、过高都不利于自身成长。

但设计人生不能盲从，也不能一味地服从与遵循死理。设立目标是为了实现目标，而不是为了设立而设立。设立只是一种手段，而不是我们要的结果。因此，我们需要变通的设计，即这些设计要因时因事因地而变化。设计也不是屈服，设计的主动权要掌握在我们自己的手中——我的人生我做主，用自己手中的画笔在画布上画出美丽的图画。

改变命运的是思路

都说"知识改变命运"，实际上，真正改变人们命运的是思路，仅凭知识是改变不了命运的！很多自诩才高八斗、学富五车的人不一样穷困潦倒吗？

　　人的思想决定了人的言行举止。从奔月传说到载人宇宙飞船遨游太空，说到底都是思路更新、思想进步的结果。

　　思路超前，就能想别人之不敢想，为别人之不敢为，自然就能够发现别人视而不见的绝佳机会，获得成功也是水到渠成的事。市场经济的规律告诉我们：只有思路常新才有出路。成功的喜悦从来都是属于那些思路常新、不落俗套的人们。一堆木料，将它用来做燃料，分文不值；如果将它卖掉，能够卖出几十元；如果你有木匠的手艺，将它制作成精美的家具再卖掉，能够卖出好几百块；如果你有高级木匠的手艺，将它制作成高级屏风卖掉，那就能够卖出几千元！

　　人生就是一个不断思考的过程，自己的前途与命运完全掌握在自己的手中。只要善于思考，沿着正确的思路，成功就离你不会遥远。

　　好的机会常有，好的思路不常有。思路影响了人们的精神和素质。在相同的客观条件下，由于人的思路不同，主观能动性的发挥就不同，产生的行为也就不同。有的人因为具备先进的思路，虽然一穷二白，白手起家，却获得成功；有的人即使坐拥金山，但由于思路落后，导致家道中落，最后穷困终生。

　　财富买不来好思路，而好思路却能让你赚到财富。为什么世界上所有的财富拥有者都能够在发现、捕捉商机上独具慧眼、先知先觉呢？其根本原因就是他们思想上不保守，思路更新更快！

　　需求是创新的动力，思路是创新的先导。

　　要想获得财富，就要勇于开拓、不断创新，为自身发展闯出更广阔的新天地。要问财富来自哪里，财富其实就在你的头脑里！人与人的最大差别是思想、思路，有的人长期走入赚钱的误区，一想到赚钱就想到开工厂、开店铺。这一想法不突破，就抓不住许多在他看来不可能的新机遇。

心理处方

要想成功就要学会从时间角度和多维的空间观察并思考人与环境的关系，善于从中认识自己，知道自己在环境里处在怎样的位置上。这种多维的取向并非是要你去尝试各种职业或各种生活方式，而是要你从个性的种种要素上充分地相信自己，培育自己，挖掘自己的能力。

多维思维可以使你发散式或辐合式地洞悉事物的内外联系。其中自然有以时间为参照物的回顾与展望，这样无论是微观或宏观对象都能以立体思维的方式，或精细分析，或综合体悟而获得解释和创见。当人以立体思维的视野和方式思考问题时，就能以最小的偏见或成见看问题，也能获得更多的灵感和远见。

多维思考问题，能够帮助我们突破思维的局限，扩大思维的视角，同时拓展思维的深度。

那么，如何有意识地训练自己多维的思考能力呢？

我们要将自己的个性发展定位在全息的时空背景里，自己从每件小事做起，从每一条信息中看到有价值的部分，在每一个机会里抓住自己的目标，从自己的每一个念头里发现新的内容，在每一回冲动里感受自己的热情与意志，并在每一次行动中体验到自己的成长。这时我们会觉得"每一天的太阳都是新的"，世界充满了生机，我们有那么多的事要做，有那么多东西要学，可走的路四通八达，肯帮我们的人无处不在。

要大智慧，不要小聪明

站在高高的智慧平台上，能见常人所未见，能识常人所未识，自然也能成常人所不能成之事。

在市场经济中，企业之间的竞争尤为激烈。从经济发展的过程来看，企业竞争的重点不断发生转移，并且出现了 3 个不同的竞争阶段。

阶段 1：企业的规模都比较小，它们重点进行的是物质领域的竞争，争原料、争设备、争市场，因为这些与企业的效益直接相关。

阶段 2：企业有了人才才能迅速发展。于是人才竞争成为企业竞争的重点，许多大公司用尽一切方法招揽人才。

阶段 3：企业认识到"人才"分为两种，一种是技术型的，另一种是思路型的。前一类人才给企业带来的效益立竿见影，而后者企业尽管对其投资较大，收效较慢，但却能够对企业的整体效益和长远发展产生无法估量的价值。于是，思路型人才在市场上成为竞争热点，咨询、策划、顾问成了热门职位，而"点子大王"一时也成为人们的热门话题。

企业的领导们在竞争的第一线搏杀，他们深谙"有'智'者，事竟成"的道理。因此，他们对善于思考、具有超凡智慧的人是非常欢迎的，求贤若渴。因为他们中的许多人本身就是智者，他们也正是因为具有比一般人高的智慧才成就一般人无法达成的事业。

要解决问题，固然需要小聪明，但更需要大智慧。

有的人自认为聪明，结果往往"聪明反被聪明误"，轻则丧失机会，重则造成无法估量的损失。因为他们的所谓聪明，往往是打败自己的武器！而有些看来很"傻"的人，偏偏拥有人生最大的智慧，取得很大的成功。

能否掌握得失的辩证法，是有大智慧还是只有小聪明的重要区别。

曾任 UT 斯达康（中国）公司总裁兼首席执行官的吴鹰说过这样一句话："聪明不一定成功。"

吴鹰曾被《商业周刊》评选为拯救亚洲金融危机的 50 位亚洲之星之一。2001 年 3 月，UT 斯达康在美国纳斯达克成功上市，当天市值近 70 亿美元。吴鹰为何能够获得成功？他说，在美国的一次求职的经历对他的影响很大。

1986 年，他曾是一位著名教授的助教。这是一个很多人羡慕的职位，收入丰厚，又不影响学习，还能接触到最先进的科技资讯。经过层层筛选，最后取得报考资格的各国学者有 30 人，他是其中之一，但他觉得成功的希望十分渺茫。

考试前几天，有几位中国留学生使尽浑身解数，打探主考官也就是那位著名教授的情况。几经周折，他们探听到了一个出人意料的内幕——教授曾在朝鲜战场上当过中国的俘虏！中国留学生们这下全死心了。"将时间花在不可能的事情上，真是再愚蠢不过了！"他们纷纷宣告退出。只有吴鹰如期参加了考试，考场上，他显得落落大方，对答如流，完全融入到助教这个角色中。

"OK，就是你了！"教授在给了吴鹰一个肯定的答复后，又微

184

笑着说，"你知道我为什么录取你吗？其实你在应试者中并不是最好的，但你不像你的那些同学，他们看起来好像很聪明，其实非常愚蠢。你们为我工作，只要能给我当好助手就行了，还顾忌几十年前的事情干什么？我很欣赏你的勇气，这就是我录取你的原因！"

后来吴鹰又听说，教授当年确实做过中国军队的俘虏，但中国士兵对他很好，根本没有为难过他，他至今不忘。

很多的人聪明往好处说是小聪明，往坏处说是聪明反被聪明误。某企业家曾经说过，有的人卖一件商品赚到自己该赚的那部分利润就足够了，他不介意你通过这件商品又赚到多少，你能赚得多是你的本事；而有的做生意，就非常在乎对方赚多少，如果对方赚得比自己多，心理就不平衡，就要要一些小聪明，这样一来，生意自然做不下去。

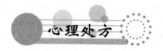

心理处方

想要拥有大智慧，就要求我们有大局观、大格局，不为眼前的利益遮住双眼，与人为善，在大风大浪与细微之处寻得机会，以此作为自己的基石，成就优秀的自己，最终实现自己。

请给自己一个清楚的定位

亲爱的，你真的是这样的吗？你真的了解现在的自己吗？你真的清楚自己想要什么吗？

一个人、一家公司、一项服务，甚至是一件商品，都需要定位。人生重要的是找准自己的位置，清楚自己想要什么。

暴风雨过后的一个早晨，海边沙滩的浅水洼里留下许多被昨夜的暴风雨卷上岸的小鱼。它们被困在浅水里，尽管大海近在咫尺，却回不去了。被困的小鱼有几十条，甚至几百条。用不了多久，浅水洼里的水就会被沙粒吸干，被太阳蒸干，这些小鱼都会被晒死。

海边有三个孩子。第一个孩子对那些小鱼视而不见。他在心里想，这水洼里有上百条的鱼，以我一人之力是根本救不过来的，我何必白费力气呢？

第二个孩子在第一个水洼边弯下腰去——他拾起水洼中的小鱼，并且用力将它们扔回大海。第一个孩子讥笑第二个孩子："这水洼里这么多鱼，你能救得了几条呢？还是省点力气吧。"

"不，我要尽我所能去做！"第二个孩子头也不抬地回答。

"你这样做是徒劳无功的，有谁会在乎呢？"

"这条小鱼在乎！"第二个孩子一边回答，一边拾起一条小鱼扔进大海。"这条在乎，这条也在乎！还有这一条、这一条、这一条……"

第三个孩子心里在嘲笑前面两个孩子没有头脑，这是"天上掉馅饼"的事，多好的发财机会呀，干吗不紧紧抓住呢？于是，第三个孩子埋头把小鱼装进用自己的衣服做成的布袋里……

多年以后，第一个孩子做了医生。他当班的时候，因为嫌病人家属带的钱太少而拒收一位生命垂危的伤者，致使伤者因没有得到及时的治疗而死去！迫于舆论压力，医院开除了见死不救的他。他心里觉得委屈，这时，他想到了多年前海滩上的那一幕，他始终不认为自己错了。"那么多的病人，我救得过来吗?"他说。

第二个孩子也做了医生。他医术高明，医德高尚，对待患者不论有钱无钱，都积极施救。他成了当地群众交口称赞的名医。他的脑子里也经常浮现出多年前海滩上的那一幕。"我救不了所有的人，但我还是可以尽我所能去救一些人的，我完全可以减轻他们的痛苦。"他常常对自己说。

第三个孩子开始经商，很快就获得了财富。之后，他又用金钱开道，成功进入了官场，并且一路青云直上，最后，他因贪污受贿事发，被判死刑。刑场上，他的脑子里浮现出多年前海滩上的那一幕：一条条小鱼在布袋里挣扎，一双双绝望的眼睛死死地瞪着他……

第一个孩子和第三个孩子就是因为没有找准自己的定位，而选择了错误的领域。

要找准自己的定位，清楚自己想要什么，必须首先了解自己的性格、脾气，在了解了自己的前提下。

每个人都可以在社会中寻找到适合自己的行业，并且把工作做好。但并不是每个行业你都能做得最好，你需要寻找一个你最热爱、最擅长、最适合自己的行业。

职业生涯定位就是自己这一辈子到底要成为一个什么样的人，自己的人生目标是什么，自己的核心价值观是什么。

　　一个人如果对自己的职业定位清晰，就可以坚定自己的信念，明确自己前进的方向，发挥自己的最大潜能，实现自己的最大价值。毕竟，人生有限，我们没有太多的时间浪费在左右飘摇当中。

　　有一次，一个青年苦恼地对昆虫学家法布尔说："我不知疲劳地把自己的全部精力都花在我喜欢的事业上，结果却收效甚微。"

　　法布尔赞许道："看来你是位献身科学的有志青年。"

　　青年感慨说："是啊！我爱科学，可我也爱文学，我也对音乐和美术感兴趣。"

　　法布尔从口袋里掏出一块放大镜说："先找到自己的定位，弄清自己到底喜欢什么，然后把你的精力集中到一个焦点上试试，就像这块凸透镜一样！"

　　马克思认为，研究学问，必须先找好自己的定位，然后在某处突破一点。歌德曾这样劝告他的学生："一个人不能骑两匹马，骑上这匹，就要丢掉那匹，聪明人会把凡是分散精力的事情置之度外，只专心致志地去学一门，这一门一定是最适合他的，并且学一门就要把它学好。"

　　凡大学者、科学家，无一不是先找准自己的定位，然后"聚焦"成功的。就拿法布尔来说，他为了观察昆虫的习性，常达到废寝忘食的地步。有一天，他大清早就俯在一块石头旁。几个村妇早晨去摘葡萄时看见法布尔，到黄昏收工时，她们仍然看到他伏在那儿，她们实在不明白："他花一天工夫，怎么就只看着一块石头，简直中了邪！"其实，为了观察昆虫的习性，法布尔不知花去了多少个这样的日日夜夜。

　　找到自己感兴趣的东西，找准自己的定位，是一个人成功的前提。

　　有一天，一位禅师为了启发他的徒弟，给他的徒弟一块石头，叫他去蔬菜市场，并且试着卖掉它。这块石头很大，很好看。但师父说："不要卖掉它，只是试着卖掉它。注意观察，多问一些人，然后只要告诉我在蔬菜市场它卖多少钱。"这个人去了。在菜市场，许多人看着石头想：它可以作很好的小摆件，我们的孩子可以玩，或者我们可以把这当作称菜用的秤砣。于是他们出了价，但只不过几个小硬币。徒弟回来说："它最多只能卖到几个硬币。"

师父说："现在你去黄金市场，问问那儿的人。但是不要卖掉它，光问问价。"从黄金市场回来，这个徒弟很高兴，说："这些人太棒了。他们乐意出到1000块钱。"师父说："现在你去珠宝商那儿，但不要卖掉它。"他去了珠宝商那儿。他简直不敢相信，他们竟然乐意出5万块钱，他不愿意卖，他们继续抬高价格——出到10万。但是徒弟说："我不打算卖掉它。"他们说："我们出20万、30万，或者你要多少就多少，只要你卖！"这个人说："我不能卖，我只是问问价。"他不能相信："这些人疯了！"他自己觉得蔬菜市场的价已经足够了。

他回来了，师父拿回石头说："我们不打算卖了它，不过现在你明白了，如果你生活在蔬菜市场，把自己定位在那里，那么你只有那个市场的理解力，你就永远不会认识更高的价值。"

人必须对自己有一个定位，无论是生活、学习、工作，只要有了一个正确的定位，就好像有了基础一样，定位越准，我们成功的可能性就越大。拉马克1744年8月1日生于法国毕加底，他是兄弟姊妹11人中最小的一个，最受父母宠爱。拉马克的父亲希望他长大后当个牧师，就送他到神学院读书，后来由于德法战争爆发，拉马克当了兵。他因病退伍后，爱上了气象学，想自学当个气象学家，整天仰首望着多变的天空。

后来，拉马克在银行里找到了工作，在工作期间，想当个金融家。很快地，拉马克又爱上了音乐，整天拉小提琴，在工作期间，想成为一个音乐家。这时，他的一位哥哥劝他当医生，拉马克学医 4 年，可是对医学没有多大兴趣。正在这时，24 岁的拉马克在植物园散步时遇上了法国著名的思想家、哲学家、文学家卢梭，卢梭很喜欢拉马克，常带他到自己的研究室里去。在那里，这位"南思北想"的青年深深地被科学迷住了。从此，拉马克花了整整 11 年的时间，系统地研究了植物学，并写出了名著《法国全境植物志》。35 岁时，他当上了法国植物标本馆的管理员，之后的 15 年，他依然研究植物学。

当拉马克 50 岁的时候，开始研究动物学。此后，他为动物学花了 35 年时间。也就是说，拉马克从 24 岁起，用 26 年时间研究植物学，35 年时间研究动物学，最终成了一位著名的生物学家。他最早提出了生物进化论。

心理处方

在给自己一个清楚的定位时，找准自己最擅长的，这样才能最大限度地发挥自己的潜能，调动自己身上一切可以调动的积极因素，并把自己的优势发挥到极致，从而获得成功。

只要找好自己的定位，就可以为自己设定一个目标，用行动去实现自己的梦想，相信你以后也一定会和拉马克一样，成绩辉煌。

惧怕"权威"，如何放开手脚

在日常生活中，我们很愿意去相信"权威"，迷信"权威"，这样会使我们失去自主的判断，如此，我们就会失去了最有用的东西。

权威会禁锢我们的头脑，束缚我们的手脚。如果盲目地附和，就会丧失独立思考的习性；如果无原则地屈从，就会被剥夺自主的能力。

知识具有先进性，也有局限性。有些人虽然知识不多，但初生牛犊不怕虎，思想活跃，敢想敢干，反而增加了成功的希望。权威人士常因为头脑中有了定型的见解和习惯，甚至是自己苦心研究得到的有效成果，因而紧紧抱住不放，遇到同类事项总是以习惯为标准去衡量，而不愿去思考别人的意见，哪怕是更好更有效的办法。结果，曾经的习惯有时反而会成为创新的障碍。

将一杯冷水和一杯热水同时放入冰箱的冷冻室里，哪一杯水先结冰？很多人都会毫不犹豫地回答："当然是冷水先结冰了！"非常遗憾，错了。发现这一错误的是一个非洲中学生姆佩姆巴。

1963 年的一天，坦桑尼亚的马干马中学初三学生姆佩姆巴发现，自己放在电冰箱冷冻室的热牛奶比其他同学的冷牛奶先结冰。这令他大惑不解，并立刻跑去请教老师。老师则认为，肯定是姆佩姆巴搞错了。姆佩姆巴只好再做一次试验，结果与上次完全相同。

不久，达累斯萨拉姆大学物理系主任奥斯玻恩博士来到马干马中学。姆佩姆巴向奥斯玻恩博士提出了自己的疑问，后来奥斯玻恩博士把姆佩姆巴的发现列为大学二年级物理课外研究课题。随后，许多新闻媒体把这个非洲中学生发现的物理现象称为"姆佩姆巴效应"。

很多人认为是正确的，并不一定就真的正确。像姆佩姆巴碰到的这个似乎是常识性的问题，我们稍不小心，便会像那位老师一样，做出自以为是的错误结论。

著名的实用主义哲学家威廉·詹姆斯曾经说："一般人只发展了自身10%的潜在能力。人们具有各种各样的能力，却习惯性地不懂得怎么去利用。"

有一名酷爱文学的学生，苦心撰写了一篇小说，请一位著名的作家指导。可是这位作家当时正好眼睛不适，于是学生便将作品读给作家听。

读完最后一个字，学生停顿下来。作家问："结束了吗？"听语气似乎意犹未尽，渴望下文。这一问，可能写得不错，学生心中暗喜，马上回答说："没有啊，下部分更精彩。"他以自己都难以置信的构思叙述下去。

又"念"了一会儿，作家又似乎难以割舍地问："结束了吗？"

小说看来写得真不错，学生心中暗想着，于是他更兴奋，更激昂，更富有创作激情。他不可遏止地一而再、再而三地接续、接续……最后，电话铃声骤然响起，打断了学生的思绪。

有人打电话找作家有急事，作家匆匆准备出门。

"那么，没读完的小说呢？"学生问。

作家回答："其实你的小说早该收笔，在我第一次询问你是否结束的时候，就应该结束，没必要画蛇添足。看来，你仍然还没能把握情节脉络，尤其是，缺少决断。决断是作家的根本，拖泥带水，如何打动读者？"学生追悔莫及，自认性格过于受外界左右，作品难以把握，于是放弃了当作家的梦想。

多年以后，这个年轻人遇到另一位非常有名的作家，羞愧地谈及那段往事。谁知这位作家惊呼："你的反应如此迅捷，思维如此敏锐，编写故事的能力如此出众，这些正是成为作家的天赋呀！假如能正确运用，你的作品一定能脱颖而出。"

年轻人盲目迷信权威，结果白白辜负了自己的大好才华。可见，权威的意见固然有他的缘由所在，然而权威只能作为我们人生的参考，却不能取代我们对于自己人生的独立思考。权威可能在今天是权威，但不代表是永远的权威。更何况，权威有很多，你是听信哪个呢？权威不代表真理！如果你多问几句："这是真的吗？"如果你改变一下，这次不这样做，结果会是怎样？如果你说"不"，又会是怎样？

著名物理学家杨振宁谈到科学家的胆魄时曾说："当你老了，你会变得越来越习惯于舒服……因为一旦有了新想法，马上会想到一大堆永无休止的争论。而当你年轻力壮的时候，却可以到处寻找新的观念，大胆地面对挑战。"为什么有些大人物成名之后辉煌难再？其重要原因之一恐怕就在这里。反对研制飞机的那些科学大师们就是这样。因此，我们应该敢于挑战权威，不向习惯低头。

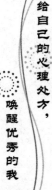

心理处方

不要害怕自己的决定会是错的，因为"权威们"也是以自己的经验来作判断的。相信自己的决断是正确的，你就实现了自我突破。突破自我，走出自己的一条路，是最佳的选择，也是实现自我价值的出路所在。

没试过你为什么要说不行

没有尝试，就永远不会有进步。绝不放弃万分之一的可能，相信你终有一天会成功；轻易放弃一个希望，你得到的将是失败。

迈克·兰顿小的时候，母亲经常闹着要自杀，当母亲脾气来的时候便抓起挂衣架追着他打。因为生活在这样的环境里，身体瘦弱的迈克自幼就有些畏怯。

迈克念高一年的一天，体育老师带着他们班的学生到操场教他们如何掷标枪，而这一次的经验从此改变了他后来的人生。此前，不管他做什么事都畏惧不前，一点自信都没有，可是那天奇迹出现了，他奋力一掷，标枪越过了其他同学的标记线，足足多出了30英尺（约9.14米）。就在那一刻，迈克知道自己的未来必定大有可为。在日后面对《生活》杂志的采访时，他回忆道："就在那一天我才突然意识到，原来我也有能比其他人做得更好的地方，当时便请求体育老师借给我那支标枪，在那年的整个夏天，我就在运动场上练习。"

迈克发现了使他振奋的未来，而他也全力以赴，最终有了惊人的成绩。

那年暑假结束返校后，他的体格已经有了很大的改变，而在随后的一整年中他特别注重加强重量训练，因为这样可以让自己的体能得到提升。在高三时的一次比赛中，他掷出了全美国中学生最好的标枪记录，因而也使他赢得了体育奖学金。

有一次，他因锻炼过度而严重受伤，必须永久退出田径场，这使他因此失去了体育奖学金。为了生计，他不得不到一家工厂去担任卸货工人。

不知道是不是幸运之神的眷恋，有一天他的故事被好莱坞的星探发现，问他是否愿意在即将拍摄的一部电影《鸿运当头》中担任配角。迈克应允加入演出后从此就没有回头，先是演员，演而优则导，最后成为制片人，他的人生事业就此一路展开。一个美梦的破灭往往是另一个未来的开始，迈克原先有在田径场上发展的目标，而这个目标引导他锻炼强健的体格，后来的打击却又磨炼了他的性格，这两种训练未料却成了他另外一个事业所需的特长，使他有了更耀眼的人生。

没试过，就不要轻易否定自己；没试过，就不要说自己不行。做什么事情，都要有尝试的勇气。迈克如果没投第一枪，在投了第一枪后如果没有勤奋地去努力，他是不会成功的。不轻易放弃哪怕一丁点的希望，去尝试，去发现自己的长处，相信自己会越来越出色，因为这是一种精神，一种人生态度。

这是一个崇尚开拓创新的时代，人人都渴望能证实自我。正因为如此，我们更应该勇敢地去尝试。哪怕最后失败了也并不可怕，因为恐惧失败而畏缩不前才真正的可怕。

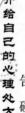
要战胜自己，改变目前的状态，就不要放弃尝试各种可能。以精益求精的态度，不放弃尝试种种可能，终会有成果。

有个年轻人去微软公司应聘，而该公司并没有刊登过招聘广告。见总经理疑惑不解，年轻人用不太娴熟的英语解释说自己是碰巧路过这里，就贸然进来了。

总经理感觉很新鲜，破例让他一试。面试的结果出人意料。年轻人表现糟糕。他对总经理的解释是事先没有准备，总经理以为他不过是找个托词下台阶，就随口应道："等你准备好了再来试吧"。

一周后，年轻人再次走进微软公司的大门，这次他依然没有成功。

但比起第一次，他的表现要好很多。而总经理给他的回答仍然同上次一样："等你准备好了再来试。"就这样，这个青年先后5次踏进微软公司的大门，最终被公司录用，成为公司的重点培养对象。

也许，我们的人生旅途上沼泽遍布，荆棘丛生；也许，我们追求的风景总是山重水复，不见柳暗花明；也许，我们前行的步履总是沉重、蹒跚；也许，我们需要在黑暗中摸索很长时间，才能找寻到光明；也许，我们虔诚的信念会被世俗的尘雾缠绕，而不能自由翱翔；也许，我们高贵的灵魂暂时在现实中找不到寄放的净土……那么，我们为什么不可以以勇敢者的气魄，坚定而自信地对自己说一声"再试一次"，永不放弃万分之一的可能性。

一位90岁的老太太被问到会不会弹钢琴。她回答说："我不知道。"对方茫然："我不懂你的意思，为什么你不知道？"老太太微笑着说："因为我没试过。"是的，没有试过就不能说不会。我们有许多天赋未曾被发掘，因为我们不肯尝试。

很多人都听过美国民谣歌王卡罗·金的歌，为他的温柔动人的嗓音倾倒。但是有许多人不知道，卡罗·金原本是个钢琴手。有一天晚上，他在西岸俱乐部演出，主唱者在最后一分钟称病告假。俱乐部老板生气地大嚷："没有演唱者，今天就不算工资。"从那晚开始，卡罗·金摇身一变成为歌手。

下一次别人问你会不会某事情时，别急着说"不会"，先仔细想想，或许你该试试看，也许你的某种天赋就会被发掘出来。

再试一试，哪怕你已经经历了很多次失败，有什么要紧？再试一试，大不了以后的结果和现在一样，自己同样毫无损失。所以，在关键时候，要告诉自己，再试一试。

"肯德基"创始人、美军退役上校桑德斯的创业史十分有趣。桑德斯从军队退役时，妻子携幼女离他而去。家里只有他一个人，生活感到十分寂寞。他总想做点事情，但戎马大半生，除了操枪弄炮，实在没有什么过人之处。

年过花甲的他想到了自己曾经试验出的炸鸡秘方，想到一个绝佳的商机，于是他便找了几家餐馆请求合作，但都遭到了拒绝。于是，他开着自己那辆破旧的老爷车，从美国的东海岸到西海岸，历时两年多时间，推开过1008家餐馆的大门，但都没有成功。他试着推开了第1009家餐馆的大门，这家老板被他的精神打动，买下了炸鸡的秘方。桑德斯以此秘方作为投资，得到了这家餐馆的股份，由于经营得法，从此，"肯德基"遍布美国，传遍世界。

有这种精神的不止桑德斯一个，苏格兰国王布鲁斯也是一位有勇气尝试的人。

有一次，苏格兰国王布鲁斯与英格兰军队打仗。他战败而回，只得躲在一间不易被发现的古老茅屋里藏身。

当他正带着失望与悲哀躺在柴草床上的时候，他见一只蜘蛛正在结网，为了给自己取乐，国王毁坏了它将要完成的网。对此蜘蛛并不在意，立刻继续工作，然后再结一张新网。苏格兰国王又把它的网破坏掉，蜘蛛又开始另结一张网。

国王开始惊奇了。他自语道："我已被英格兰的军队打败了6次，我准备放弃战争了。如果我把蜘蛛的网破坏6次，它是否会放弃它的结网工作呢？"

他果真6次毁坏了蜘蛛结成的网，然而，蜘蛛对这些灾难毫不介意，开始结第7张网。这一次，布鲁斯不再破坏蜘蛛网，而蜘蛛也终于成功了。国王被这只蜘蛛深深感动了，他决定再进行一次奋斗，从英格兰人的手里解放他的国家。他重新召集了一支新的军队，谨慎而耐心地做着准备，功夫不负有心人，他终于凯旋，将英格兰人赶出了苏格兰。

尝试，有时意味着需要某种坚持，或是好的坚持，或是不好的坚持。但无论如何，只有尝试了我们才知道，如果布鲁斯不尝试，他或许永远也等不到胜利的那一天。

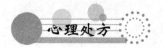

心理处方

绝不放过一次尝试的机会，没有尝试，就永远不会有进步。相信自己一定能够搬动大山。机会存在于尝试里，不去尝试，永远也不会得到机会，因此，也永远不会成为一个优秀的人。

成功之后，依然要有一颗进取之心

生活中的强者都是不断超越自己的人。只有不断超越，才能突破自己，才能取得伟大的成功。

著名心理学家和心理治疗医生艾琳·C·卡瑟拉在其《全力以赴——让进取战胜迷茫》一书中讲述了这样一个故事：在奥斯卡金像奖颁奖典礼次日的凌晨三点，她被奥斯卡奖获得者克劳斯从沉睡中唤醒，克劳斯进门后举着一尊奥斯卡奖的金像哭着说："我知道再也得不到这种成绩了。大家都发现我是不配得这个奖的，很快都会知道我是个冒牌的。"克劳斯认为他所获得的成功"是由于碰巧赶上了好时间、好地方，有真正的能人在后边起作用"的结果。他不相信自己获得奥斯卡奖是多年锻炼和勤奋工作的结果。尽管他的同事们通过评选都认为他在专业方面是最佳的，但他却不相信自己有多么出色和创新之处。

卡瑟拉在工作中还发现，有位国际知名的芭蕾舞女明星每经过一段时间，都要在有演出的那天大发脾气，把脚上的芭蕾舞鞋甩掉，不吃饭，从两百多双跳舞鞋中她找不到一双合脚的；一位知名的歌剧演员，有时候一准备登台就觉得嗓子发堵；一位著名运动员，他的后脊梁过一段时间就痛起来，影响他的正常发挥。卡瑟拉认为，这些症状是由于经受不住成功而引起的。

成功不但会引起以上心理障碍，有时还会给人带来自满、自大的不良后果。有人对诺贝尔奖获得者作了跟踪调查，发现这些人获奖前平均每年发表的论文数为5-9篇，获奖后则下降为4篇。

有的政治家取得一系列成功后，因过分自信而造成重大失误；有的作家写出一两部佳作之后，再无作品问世，原因固然很多，但不能正确对待成功，不能不说是一个原因。

这些都是成功人士无法超越自己的案例。因为无法超越自己，为自己设了太多的限制，他们害怕失去目前拥有的，他们认为无法超越已取得的成就。因为你不相信自己的能力，在前进途中为自己设了限制，他们只会止步不前。

对于现代人来说，知识面越广越好，得到的信息越多越好。如果不经常学习，就很容易变成鼠目寸光的人。这样不但不利于自己事业的发展，而且很难在竞争激烈的现代社会立足，最终只能为大时代所抛弃。

一些医生自从在医学院毕业以后，从不找时间去充电，治病救人之术依然沿用几年前甚至十几年前的老方法，在时代的进程中不得不被社会淘汰。他们从不肯花一些时间去研究最新的临床疗法。

不能正确地对待已经获得的成功，不能超越自己是人生中最大障碍，如果想突破它，我们就必须不惧碰壁。这就需要我们有积极的进取心，进取心包括你对自己的评价和你对未来的期望。你必须高屋建瓴地看待自己，否则，你就永远无法突破你为自己设定的限度。你必须幻想自己能跳得更高，能达到更高的目标，以督促自己努力得到它，否则，你永远也不能达到。如果你的态度是消极而狭隘的，那么，与之对应的就是平庸的人生。不要怀疑自己是否有实现目标的能力，否则，就会削弱自己的决心。只要你在憧憬着未来，就有一种动力驱使你勇往直前。

进取心还要求我们不断挑战自我。李嘉诚在塑胶裤带公司做一名推销员时，塑胶裤带公司有 7 名推销员，而李嘉诚最年轻、资历最浅，而另几位是历次招聘中的佼佼者，经验丰富，已有固定的客户。

显而易见，这是一种不在同一条起跑线上的竞争，是一种劣势条件下的不平等的竞争。

李嘉诚不甘下游，不想输于他人，他给自己定下目标：3个月内，干得和别的推销员一样出色；半年后，超过他们。李嘉诚自己给自己施加压力，有了压力，才会奋发拼搏。

坚尼地城在港岛的西北角，而客户多在港岛中区和隔海的九龙半岛。李嘉诚每天都要背一个装有样品的大包出发，乘巴士或坐渡轮，然后马不停蹄地行街串巷。李嘉诚认为，别人做8个小时，我就做16个小时，起步别无他法，只能以勤补拙。

要做好一名推销员，一要勤勉，二要动脑——李嘉诚对此有深切的体会。正是这两点，使他后来居上，销售额不仅在所有推销员中遥遥领先，而且高于第二名7倍！

李嘉诚做事，从来是不做则已，要做就做得最好，不是完成自己的本职工作就算了，而是在推销的本职工作内干出了非凡业绩的同时，还利用推销的行业特点，捕捉了大量的信息。

他注重在推销过程中搜集市场信息、并从报刊资料和四面八方的朋友那儿了解塑胶制品在国际市场的产销状况。

经过调研之后，李嘉诚把香港划分成许多区域，把每个区域的消费水平和市场行情都详细记在本子上。他对哪种产品该到哪个区域销售，销量应该是多少，一清二楚。

李嘉诚经过详尽的分析，得出了自己的结论，然后建议领导该上什么产品，该压缩什么产品的批量。

李嘉诚推销不忘生产，他协助领导以销促产，使塑胶公司生机盎然，生意一派红火。

只有充分掌握市场状况，至少对这一行业未来一到二年的发展前景有了准确的预测，着手每一件事情时，成功才会简单得多。

注重行情，研究资讯，是商场决策的基本要素，年纪轻轻的李嘉诚在这方面已显示了其过人的从商资质。

李嘉诚因此于一年后被跃升为部门经理，统管产品销售。这一年，李嘉诚年仅 18 岁。

两年后，他又晋升为总经理，全盘负责日常事务。

李嘉诚对推销已是十分内行，但生产及管理对他来说却是非常陌生的。不怕不懂，就怕不学，李嘉诚深知自己的薄弱环节。因此，他很少坐在总经理办公室，大部分时间都在工作现场，身着工装，和工人一起熟悉生产工艺流程。对于每道工序李嘉诚都要亲自尝试，他兴致很高，一点也不觉得苦和累。

有一次，李嘉诚站在操作台上割塑胶，不小心把手指割破了，一时鲜血直流。十指连心，但李嘉诚迅速缠上绷带，就像什么事都没发生一样，又继续操作。后来，伤口发炎肿胀，他才到诊所去看医生。

许多年后，一位记者向李嘉诚提及此事说："你的经验，是以血为代价换得的。"李嘉诚微笑着说："大概不好这么说，那都是我愿意做的事。只要你愿做某件事情，就不会在乎其他的。"

经过多年的经历和磨炼，李嘉诚很快地成熟了。他像喷薄欲出的一轮红日，积累了太多的能量，而终于到了横空出世的时候。古往今来，无数人都有过与李嘉诚相类似的痛苦经历，但是能够成就大业的人毕竟寥寥无几。为什么呢？因为他们不能超越自己。

不断超越，则取得成功。牛顿把自己看作是在真理的海岸边拣贝壳的孩子。爱因斯坦取得成绩越大，受到称誉越多，越感到自己的无知，他把自己所学的知识比作一个圆，圆越大，它与外界未知领域的接触面也就越大。科学无止境，奋斗无止境，人类社会就是在不满足已有的成功中不断进步的。

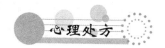
心理处方

当"知足常乐"成为一些人生活信条的时候，"否定自己"就显得很有震撼力。确实，安于现状也能暂时得到一些世俗的幸福，但随之而来的，可能是懒散与麻木。甚至可以这样说："开除"自己，是对智力与勇气的挑战。

若从字面上说，"开除"自己，还有这样一层意思：如果你是个见了毛毛虫也要打哆嗦的人，那么，请"开除"自己的懦弱；倘若你是一个专做毫不利人、专门利己的事的人，那么，请"开除"自己的自私……同样道理，我们还可以"开除"自己的浅薄、浮躁、虚伪、狂妄——总之，我们尽可能地"开除"自己的缺点好了，使自己不断地迈向成功。

把自己从相对安逸的环境中"开除"出去，那么，你离成功的彼岸将不再遥远。不管怎么说，"开除"自己，就是在给自己提供压力的同时，也提供了更多的希望与机遇。

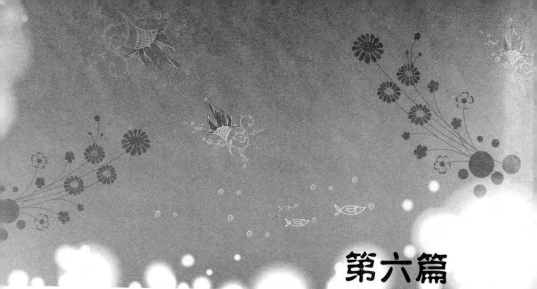

第六篇

婚恋诊疗篇

把爱直接说出来真的好吗

　　求爱是一种特殊的信息交流，必须具备一些前提条件。如果你不讲求爱的方法和技巧，直来直去地贸然向对方求爱，结果准会碰一鼻子灰。

　　姜帆是一个老实人，他爱上了同事小媛，他感觉小媛对自己也有好感，只是拿不准。因为这事，他茶饭不思。一天，他决心向小媛求爱，管它成不成，至少心理踏实点，免得总是这样探不到底，身受煎熬。当他从办公室出去办事时，在走廊里碰到了小媛。姜帆一冲动，就对小媛说："小媛，你过来一下，我有话跟你说。"小媛走了过来，问："什么事？""我爱你！你愿意跟我交朋友吗？"小媛毫无思想准备，大惊失色，骂道："神经病!"说完，匆匆离去。姜帆深受打击，不要说求爱，就连小媛的面都不敢见了。

不会讲求爱的方法和技巧，直来直去地贸然向对方求爱，结果只会是碰一鼻子灰。

马克思曾说："在我看来，真正的爱情是表现在恋人对对方采取含蓄、谦恭甚至羞涩的态度。"羞涩的态度就是含而不露。含而不露的表白方式，是指用不包含"爱"的语言表达"爱"的情感。这种方式适合于双方早已认识，并且有了较多的了解，而对方又是有一定文化教养且性格内向的人。由于这种方式发出的信息比较模糊，即使对方拒绝，也不至于难堪。

含蓄地表达爱情，可以使话语具有弹性，不至于遭到拒绝就没法挽回。再者，这也符合恋爱时的羞怯心理。

爱情的表达本无定式，直率与含蓄各有利弊。但是大家都认为以含蓄为宜：一是可以使话语具有弹性，不至于由于对方拒绝就不能挽回局面；二是符合恋爱时的羞怯心理。

含蓄地表达爱情的方式可有以下几种：

1. 暗示法

请看下面一封书信：

小凌：

你好!

我想和你交换一样东西。一颗包含全部思想、感情和灵魂的心，以换取你的一颗对等的心。你愿意交换吗?

请你作出如下回答：

A. 愿意交换；

B. 不愿意交换。

说明：

①请你在我们的固定教室（206 教室）后墙黑板的左下角写上 A 或 B。

②如果你猜不出我是谁，说明你心中根本没有我，因而也无须作任何答复。

"现代人"于×月×日

这样巧妙的表白，就很容易赢得恋人的芳心。

2. 以物传情法

以物传情法，就是在运用语言表达爱情的同时，借用物品传情意，以起到含蓄地表达爱情的目的。有的人借用一首诗、一张照片、一本书或一张卡片来传递爱的信息。

3. 表示关心法

鲁迅先生的《两地书》中，收录了他写给夫人许广平的许多信件，记录了这位文学巨匠表达爱情的特殊方式，给人们留下了非常有益的启示。

比如信中常有这样的句子："应该善自保养，使我放心。"这些关怀备至的话语，比起那些空洞无物的抒情、赞美的话，要贴切多了。

4. 表达感受法

若你对对方说"我喜欢和你在一起"，不如说"我和你在一起的时候，总觉得时间过得那么快，真是光阴似箭；和你分别后，又觉得时间过得那么慢，真像是度日如年"。

你对对方说："我非常想念你。"不如说："真不知怎么搞的，每当我做完工作，一静下来，你就在我的脑海中浮现，我就会想起我们在一起的日子。"

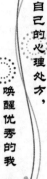

心理处方

含蓄表达爱情的方法多种多样，但也要根据具体人、具体情况来灵活运用。假如你的恋人是一位文化水平不高的人，你就不能采用写深奥难懂的诗赠给对方的方式。如果这样，非但不能表达自己的心意，还有可能会引起不必要的误会。

情场连连失意，你懂幽默吗

正如劳伦斯所说，世俗生活中最有价值的就是幽默感。作为世俗生活的一部分，爱情生活也需要幽默感，如果不知幽默为何物，可能会在情场上连连失意，难获美人芳心。

在社会生活中，幽默是无处不在的。幽默是语言的润滑剂，如果你善于灵活运用，必将为你的生活带来无穷的乐趣。

谈情说爱亦是如此。

林薇的男友陈晨是一个寡言、胆怯的人。陈晨经常去找林薇，很想接近林薇，但又没有勇气向她表达自己的心意。林薇喜欢他的诚实，但又清楚地知道他的弱点。

一个月儿当空的夜晚，万籁俱寂，他和她在小河边的柳树下坐着。为了打破僵局，林薇想法子要给他一个亲近的机会。

林薇说："有人说，男生手臂的长等于女生的腰围。你相信不?"

陈晨说:"你要不要找根绳子来比比看?"

"谁要你找绳子!"林薇生气地责怪。

"你不是要量腰围吗?"陈晨不解地问。

这个陈晨,也确实太实在了,连姑娘示爱的话都听不出来。

爱情不是一颗心对另一颗心的敲打,而是两颗心的相撞。

但是,若要撞击出火花,必须借助于语言。

谈情说爱,重在一个"谈"字。"谈"得好才能达到喜结良缘的目的;"谈"得不好,就只能桥归桥、路归路了。

可见,说话技巧在恋爱交往中有举足轻重的作用。而语言的幽默能增添你的魅力,促使你恋爱成功。

无数的事实证明,男女之间互相怀有好感,长出了感情的幼芽,但如何使它健康地生长,直至开出花朵,结出果实,很多人却不得其门。浇灌爱情之树,语言之水是其中一个重要的因素。

如果你有良好的口才素养,你就能更好地掌握爱情几个阶段的"火候"。如果你能发挥幽默的力量,就更能使你的爱情语言妙趣横生。进展顺利时需要甜言蜜语,磕磕碰碰时开个玩笑,化干戈为玉帛,和好后感情会胜过当初。假如口才素养低下,有"情"不能谈,有"爱"不能表,久而久之,已萌发幼芽的爱情便会枯萎。

对一对恋人而言,双方间的默契和幽默具有一种特殊的作用:它使双方在片刻之中发现许多共同的美好的事物——从前的、现在的、将来的,从而使时间和空间暂时消失,只留下美好、欢乐的感觉。

可以这么说,如果爱没有幽默和笑,那么爱有什么意义呢?

甚至有人说,爱就是从幽默开始的。

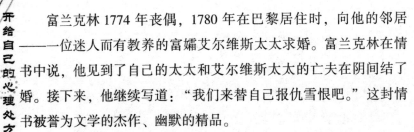

富兰克林 1774 年丧偶，1780 年在巴黎居住时，向他的邻居——一位迷人而有教养的富孀艾尔维斯太太求婚。富兰克林在情书中说，他见到了自己的太太和艾尔维斯太太的亡夫在阴间结了婚。接下来，他继续写道："我们来替自己报仇雪恨吧。"这封情书被誉为文学的杰作、幽默的精品。

有一位男青年在给女友的信中说："昨夜，我梦见自己向你求婚了，你怎么看呢?"

他的女友巧妙地回答："这只能表明你睡觉时比醒着的时候更富有情感。"

一位女生说，她的男友给她的一封信中，只写了短短几句话："我中箭了，是丘比特的金箭；祈求你同样中箭，不是铜箭，而是金箭。"

相传，被爱神丘比特金箭同时射中的一对男女便能缔结良缘。如果一方中了金箭，另一方中了铜箭，那中金箭的一方便只能"单相思"。这个男生正巧妙地运用了神话，在对方的内心深深种下了情思。

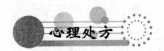

心理处方

幽默的求爱方式，似乎更有魅力，更有使人心动的浪漫情趣。人们乐于用幽默在恋爱生活中表达爱，使人在欢笑中体会到彼此的爱。

不要让爱被细节打败

女性大多喜欢男性从细节之处给予自己关怀，聪明的男性善于把握异性的这一心理特点，于是就很容易触动心仪女性心中柔软的触角，赢得美人之心。如果忽略细节，爱就可能因此而失去。

自古以来，花就是爱情的象征，向自己的爱人送上一束鲜花，会讨得爱人的欢心。不必花费多少钱，在花季的时候尤其便宜，而且街角就有贩卖。

芝加哥的约瑟夫·沙巴斯法官曾处理过4万件婚姻冲突的案子，并使2000对夫妇和好。他说："大部分的夫妇不和，并不是很重要的事引起的，而是一些细微的事情没有处理好。因此，当丈夫早上上班出门的时候，太太向他挥手道别，可能就会使许多夫妇免于离婚。"

劳勃·布朗宁和伊丽莎白·巴瑞特·布朗宁的婚姻，可能是有史以来最美妙的了。劳勃·布朗宁永远不会忙得忘记在一些细节之处赞美和照顾太太，以此来增加爱情的深度。他如此体贴地照顾他的残疾太太，以至于有一次他的太太在给姐妹们的信中这样写道："现在，我自然地开始觉得我或许真的是一位天使。"

太多的男性低估了在这些平常而细微的事情上表示体贴的重要性。正如盖诺·麦道斯在《评论画报》中的一篇文章所说的："美国家庭真需要弄一些新噱头。例如，在床上吃早饭，其实是大多数女人这样。在床上吃早饭，对于女人而言，就像私人俱乐部

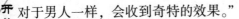

对于男人一样，会收到奇特的效果。"

人们一生的婚姻史就像串在一起的念珠。忽视婚姻中所发生的小事，夫妇之间就会不和。艾德娜·圣·文生·米蕾在她一首小诗中这样说道："并不是失去的爱破坏我美好的时光，但爱的失去，都是在小小的地方。"

如果你想维护幸福快乐的恋爱生活，就要注意一些细节问题，而且要花点心思来对待自己的恋人。

几乎所有的姑娘，多多少少都有过对男友表示不满。其中最常见的是，当她从美发厅出来，梳着一个新发型，或刚穿上新买的一件漂亮的衣服，兴致勃勃地等待男友赞美的时候，她的男友却好像视而不见。

"喂，你到底发现没有，我有没有哪里跟以前不大一样了？"即使她这样问，她的男友也还像是没有察觉到的样子："哦，是吗？"再不然就是："你的意思是说，你的发型变了，是吗？"或者："哦，好像你的衣服有点变化，对不对？"

像这样的回答，往往使她大为扫兴，甚至使双方都不愉快。如果女友今天的发型或服饰突然有了变化，作为她的男友，起码也应该主动问一句："你今天去做了头发吗？"或者："你穿的这件衣服是今天刚买的吗？"

只要男友有意无意地问一句，女生就会感到满意，不会因为男友无动于衷而独自生闷气了。

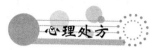

对于女性来说，如果有人发现她身上的细微变化，她就会有一种被认同的满足感。因此发型也好，服饰也好，只要有一点点改变，经你一说，她就会很满足了。

一般女性不喜欢做太大的改变，所以，即使想改变一下自己一贯的形象，也不会大换装。她们往往只在那些细节上反复琢磨，这也仅仅是想引起别人的注意或得到几句赞美。如果你是细心的男友，能够做到这些看似琐碎的事情，也许会给自己带来有益于恋情的好运。

甜言蜜语吝啬不得

大文豪马克·吐温经常将写有"我爱你""我非常喜欢你"的小纸条压在花瓶下，给妻子一份意外的惊喜。这种习惯伴随了他的一生。可见，甜言蜜语绝非多此一举，而是恋人们增进感情的一个良好途径。

不论是一见钟情的青年男女，还是同舟共济几十年的老夫老妻，绵绵情话可以说了又说，讲了又讲。每每听到爱人说"我爱你"，对方总是能激起万般柔情，千种蜜意。恋爱总离不开交谈，这似乎是经验之谈，对初次相见的男女来说尤其如此。

已婚的夫妇也需要交谈，虽然说情感的交流是多渠道的，但语言交流是到什么时候也淘汰不了的。

小莉的婚姻刚刚进入第三个年头就和丈夫分居了。她对律师说："他一定是有问题。每天回家很少和我说话，吃完饭就躺在沙发上看电视，再也不想起来，一直到深夜。看完最后一个电视节目，就爬上床，也不问我累不累，一句情话也没有，仿佛情话都在结婚以前说完了，实在让人难以忍受。"小莉需要的并非什么奢侈品，只要丈夫那柔情蜜意的暖语。

美国加州医学院精神与心理临床研究专家巴巴克说："对许多女性来说，恋爱与感受到爱远比两性生活更重要。尤其对那些忙于家务、整天带孩子的女性来说，更是如此。"

39岁的杰克与安娜结婚8年有余，他记得曾一度羞怯于向妻子倾吐自己满腔的爱。"有一天晚上，我深吸一口气后，滔滔不绝地向她倾诉了对她的柔情，对她的爱意。我告诉她：对我而言，她是世界上最不平常的女子。我这番热情洋溢的话使她万分激动，连我自己也感动了。现在，我一有机会便向她倾诉爱意，而我每次都觉得感情比以前更为炽烈。"

但问题是，倾诉爱意的时候应该说什么呢？怎样说才能使倾诉的一方不至于做作，倾听的一方不觉得肉麻呢？成功学大事卡耐基建议说："当你感到一股穿堂风吹过或觉得闷热时，你说些什么呢？你会脱口而出：'真凉快！'或是'真热！'无须多想，也用不着长篇大论，爱的语言就是这样。如果你正和爱人呆在一间屋里，你觉得能和她在一起真高兴，那你就对她说：'和你在一起我很开心。'"

恋爱中的男女在相处之时，有时甜言蜜语非常有效，尤其是爱情已到了接近谈婚论嫁的阶段，你不妨大胆些，在言语间多放点"蜜"。

一般来说，女性有爱听甜蜜语言的天性，爱情中的男女字典里是没有老套的字眼的。

任何海誓山盟，"爱你爱到骨头里"的话也可说，不必担心肉麻，除非你并不爱她。

与她久别重逢时你可以讲："好像在做梦，多么希望永远不要清醒。"

你以充满爱意的眼神望着你的心上人："总是惦念着你！我的感觉，好像一直跟你在一起。"

这是"无法忘怀、时时忆起"的心境，只要谈过恋爱的男女一定有这类经验。

上面那句话可以反复使用。相爱之初，热烈的甜言蜜语绝对不会使人感到厌烦。

"你喜欢我吗？"你不妨大胆地问。

"说说看，喜欢到什么程度？"或用这样的语气追问。

"请你发誓，永远爱我！"甚至你单刀直入地这样对她撒娇。

"你爱我，我可以抛弃一切！你也是这样的，对吗？爱就是一切。"

有很多女性使用如此甜蜜的词句来表达爱意，用像这样的言语接二连三地向男性表示"永远不变的纯真爱情"，女性便会沉浸在自我陶醉之中。而男性的反应也会是积极的。

甜蜜的称呼也会使两人心心相印，对方的心情会变得很好，能感觉到你的温暖。

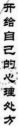

心理处方

　　值得注意的是，在爱情中，"我爱你"的言辞用得过多，未免显庸俗之感，假如换用"我需要你"，就会是另一种新意。"需要"与"爱"所表现的感受，于男性而言，似乎前者胜于后者。在男性的社会活动中，男性喜欢被人发现自己存在的价值。恰当地运用甜言蜜语，可以使两人之间的爱情迅速升温。

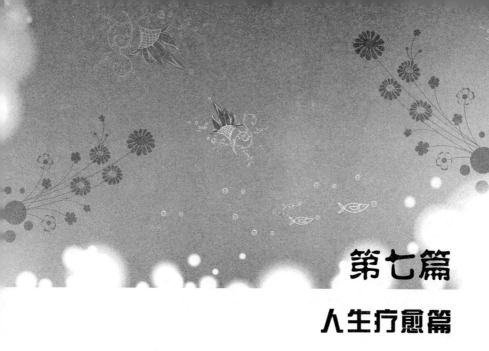

第七篇

人生疗愈篇

走出低谷，化悲痛为力量

在日常生活中的很多时候，一个人的成败，不在于外界，而在于自己的心态和看待世界的角度。如果你用悲伤的眼光看待生活，那么你的生活就会暗无天日；如果你用乐观的眼光看待世界，那么你就会发现，生活中到处隐藏着成功的玄机。

这个世界上没有那么多"不可能"，即使被宣判了"死刑"，我们也可以用意志的力量让上天改判。真正顽强的生命总是不肯屈服于命运，而是用自己的努力来战胜它。

1940年6月23日，在美国一个贫困的铁路工人家庭，一位黑人妇女生下了她一生中的第20个孩子，这是个女孩，取名威尔玛

·鲁道夫。众多的孩子让这个贫困的家庭捉襟见肘，连怀孕的母亲也常常饿肚子，孕妇营养不良使得威尔玛早产，这就注定了威尔玛先天性发育不良。

4岁那年，威尔玛不幸同时患上了双侧肺炎和猩红热。在那个年代，肺炎和猩红热都是致命的疾病。母亲每天抱着小威尔玛到处求医，医生们都摇头说难治，她以为这个孩子保不住了。然而，这个瘦小的孩子居然挺了过来。威尔玛勉强捡回一条命，因为猩红热引发了小儿麻痹症，她的左腿却因此残疾了。从此，幼小的威尔玛不得不依靠拐杖行走。看到邻居家的孩子追逐奔跑时，威尔玛沮丧极了。

在威尔玛生命中那段灰暗的日子里，母亲不断地鼓励她，希望她相信自己并能超越自己。虽然有一大堆孩子，母亲还是把许多心血倾注在这个不幸的小女儿身上。母亲的鼓励给了威尔玛希望，威尔玛曾经对母亲说："我的心中有个梦，不知道能不能实现。"母亲问她的梦想是什么。她坚定地说："我想比邻居家的孩子跑得还快！"尽管母亲一直不断地鼓励她，可此时还是忍不住哭了，她知道孩子的这个梦想将永远难以实现，除非出现奇迹。

在威尔玛5岁那年，一天，母亲听说城里有位善良的医生免费为穷人家的孩子治病。母亲便把女儿抱进手推车，推着她走了3天。来到城里的那家医院，母亲满怀希望地恳求医生帮助自己的孩子。医生仔细地为威尔玛做了检查，然后走进里屋。医生出来的时候拿了一副拐杖。母亲对医生说："我们已经有拐杖了。我希望她能用自己的腿走路，而不是借助拐杖。"医生说："你的孩子患的是严重的小儿麻痹症，只有借助拐杖才能行走。"

坚强的母亲没有放弃希望，她从朋友那里打听到一种治疗小儿麻痹症的简易方法，那就是泡热水和按摩。母亲每天坚持为威尔玛按摩，并号召家里的人一有空就为威尔玛按摩。母亲还不断地打听治疗小儿麻痹症的偏方，买来各种各样的草药为威尔玛涂抹。

奇迹终于出现了！威尔玛9岁那年的一天，她扔掉拐杖站了起来。母亲一把抱住自己的孩子，泪如雨下。4年的辛苦和期盼终于有了回报！

11岁之前，威尔玛还是不能正常行走，她每天穿着一双特制的钉鞋练习走路。开始时，她在母亲和兄弟姐妹的帮助下一小步一小步地行走，渐渐地能穿着钉鞋独自行走了。11岁那年的夏天，威尔玛看见几个哥哥在院子里打篮球，她一时看得入了迷，看得自己心里也痒痒的，就脱下笨重的钉鞋，赤脚去和哥哥们玩篮球。一个哥哥大叫起来："威尔玛会走路了！"那天威尔玛可开心了，赤脚在院子里走个不停，仿佛要把几年里没有走过的路全补回来似的。全家人都集中在院子里看威尔玛赤脚走路，他们觉得威尔玛走路比世界上其他人走路都好看。

13岁那年，威尔玛决定参加学校举办的短跑比赛。学校的老师和同学都知道她曾经得过小儿麻痹症，此时腿脚仍旧不太利索，便都好心地劝她放弃比赛。威尔玛决意要参加比赛，老师只好通知她母亲，希望母亲能好好劝劝她。然而，母亲却说："她的腿已经好了。让她参加吧，我相信她能超越自己。"事实证明母亲的话是正确的。

比赛那天，母亲也到学校为威尔玛加油。威尔玛靠着惊人的毅力，一举夺得100米和200米短跑冠军，此事震惊了校园，老师和同学们都对她刮目相看。从此，威尔玛爱上了短跑运动，想办法参加一切短跑比赛，并总能获得不错的名次。同学们不知道威尔玛曾经不太灵便的腿为什么一下子变得那么神奇，只有母亲知道女儿成功背后的艰辛。坚强而倔强的女儿为了实现比邻居家的孩子跑得还快的梦想，每天早上坚持练习短跑，练到小腿发胀、酸痛也不放弃。

在 1956 年奥运会上，16 岁的威尔玛参加了 4×100 米的短跑接力赛，并和队友一起获得了铜牌。1960 年，威尔玛在美国田径锦标赛上以 22 秒 9 的成绩创造了 200 米的世界纪录。在当年举行的罗马奥运会上，威尔玛迎来了她体育生涯的巅峰。她参加了 100 米、200 米和 4×100 米接力比赛，接连获得了 3 块奥运金牌。

心理处方

逆境并不可怕，只要我们去拼搏，甚至可以将逆境转化为顺境，逆境反倒会成为磨砺我们意志的试金石。只要我们在逆境中不屈不挠地奋斗下去，我们必将走出生命的低谷，迎来灿烂的人生。

破茧成蝶之前需要不断地去努力

生活中，我们常看到这样的人，他们因自己角色的卑微而否定自己的智慧，因自己地位的低下而放弃自己的梦想，有时甚至因被人歧视而消沉，因不被人赏识而苦恼。这是多么大的错误啊！其实，每个生命都不卑微，关键在于你是否愿意为自己的蜕变付出实实在在的努力。

著名企业家杰瑞出身贫寒，在从商之前，他曾是一家酒店的服务生，干的就是替客人搬行李、擦车的活儿。

有一天，一辆豪华的劳斯莱斯轿车停在酒店门口，车主吩咐："把车洗洗。"杰瑞那时刚刚中学毕业，从未见过这么漂亮的车子，不免有几分惊喜。他边洗边欣赏这辆车，擦完后，忍不住拉开车门，想上去享受一番。这时，正巧领班走了出来。"你在干什么？穷光蛋！"领班训斥道，"你不知道自己的身份和地位吗？你这种人一辈子也不配坐劳斯莱斯！"受辱的杰瑞在心中暗暗发誓："这一辈子我不但要坐上劳斯莱斯，还要拥有自己的劳斯莱斯！"他的决心是如此强烈，以至于这成了他人生的奋斗目标。许多年以后，当他事业有成时，果然买了一部劳斯莱斯。

如果当初杰瑞也像领班一样认定自己的命运，那么，也许今天他还在替人擦车、搬行李，最多做一个领班。

高普说："并非每一次不幸都是灾难，早年的逆境通常是一种幸运，与困难作斗争不仅磨炼了我们的人生，也让我们为日后更为激烈的竞争准备了丰富的经验。"

生活中有很多的"杰瑞"，尽管现阶段的处境并不是很好，但只要坚定信念，经过不懈地努力奋斗，终于一日会成就自己。现在的一切都是你奋斗的资本，你并不卑微，现在的姿态或许是成功者在成功之前应有的姿态。

一条毛毛虫一缩一伸、一伸一缩，终于爬上了一片树叶，从这里它能观望四周昆虫们的活动。它好奇地看着它们唱呀、跳呀、跑呀、飞呀，一个比一个来劲儿。在它的身边，一切生命都尽情地展现着它们的活力。可就只有它，可怜巴巴的，没有清脆响亮的歌喉，天生不会跑、不会飞，它只能蠕动着，连这样一点点的移动都深感不易。当毛毛虫艰难地从一片叶子爬到另一片叶子上时，它觉得自己似乎周游了整个世界。它过得虽然这样艰难，可它倒是从来不抱怨自己命运不好，也从不嫉妒那些活蹦乱跳的昆虫们。它知道，昆虫各有各的不同。它呢，只是一条毛毛虫，当务之急是学会吐出细细亮亮的柔丝，好用这些细丝编织起一个结结实实的茧子来。

毛毛虫没有时间胡思乱想，它得下劲儿干，在有限的时间里把自己从头到脚严密地包裹在一个温暖的茧子里。

"那么接着我该做什么呢?"它在与世隔绝的全封闭的小茧屋里自问道。

"该做的事会一件一件来的!"它仿佛听到有人在回答它，"耐着点儿性子吧，马上就会知道下一步该做什么了!"

终于，它熬到了清醒的时候，发现自己已经不再是从前那条行动笨拙的毛毛虫。它灵活地从小茧屋中爬出来，摆脱了那个狭小的天地，此时，它惊喜地看到自己已经长出了一对轻盈的翅膀，五色斑斓，鲜丽可爱。它快活地扇了扇，它的身子简直像羽毛一样轻盈。于是它翩翩地从这片叶子上飞起，在那片叶子上落下，飘飘逸逸，融入蔚蓝的雾霭之中。

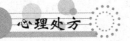

心理处方

尽管你在现实生活中，或许处境并不如人意，但是只要不断地去努力，就会有所收获。很多人企图不劳而获、坐享其成，结果为此都付出了惨重的代价。因此要想收获，就必须付出自己的努力。当我们看到美丽的蝴蝶时，不要忘记这是丑陋的毛毛虫付出了艰苦努力的结果。

逆境是拿来抗击的，希望是拿来坚持的

面对逆境这条人生的险途，不同的人有着不同的观点和态度。悲观者："逆境是生存的炼狱，是前途的深渊。"乐观者："逆境是人生的良师，是前进的阶梯。"

逆境如霜如雪，它既可以让叶凋草折，也可使菊香梅艳；逆境似激流，它既可以溺人殒命，也能够济舟远航。逆境具有双重性，就看人怎样正确地去认识和把握。

如果一个人在46岁的时候，因意外事故被烧得不成人形，4年后又在一次坠机事故中腰部以下全部瘫痪，他会怎么办？再后来，你能想象他变成了百万富翁、受人爱戴的公共演说家、洋洋得意的新郎官及成功的企业家吗？你能想象他去泛舟、玩跳伞，还在政坛占得一席之地吗？

米契尔做到了这些。在经历了两次可怕的意外事故后，他的脸因植皮而变成一块"彩色板"，手指没有了，双腿那样细小，无法行动，只能瘫坐在轮椅上。

意外事故把他身上65%以上的皮肤都烧坏了，为此他动了16次手术。手术后，他无法拿起叉子，无法拨电话，也无法一个人上厕所。但以前曾是海军陆战队员的米契尔从不认为他被打败了，他说："我完全可以掌握我自己的人生之船，我可以选择把目前的状况看成是一个新起点。"6个月之后，他又能开飞机了！

米契尔为自己在科罗拉多州买了一幢维多利亚式的房子，另外也买下了一架飞机及一家酒吧。后来他和两个朋友合资开了一家公司，专门生产以木材为燃料的炉子，这家公司后来变成佛蒙特州第二大私人公司。意外发生后 4 年，米契尔所开的飞机在起飞时又摔回跑道上，把他的 12 块脊椎骨摔得粉碎，腰部以下永久性瘫痪！"我不解的是为何这些事老是发生在我身上，我到底是造了什么孽，要遭到这样的报应？"

米契尔仍不屈不挠，日夜努力使自己能达到最大限度的独立自主。他被选为科罗拉多州孤峰顶镇的镇长，负责保护小镇的环境，使之不因矿产的开采而遭受破坏。米契尔后来在竞选国会议员时，他用一句"不只是另一张小白脸"的口号，将自己难看的脸转化成一项有利的资产。

尽管面貌骇人、行动不便，米契尔却坠入了幸福的爱河，同时拿到了公共行政硕士学位，并持续他的飞行活动、环保运动及公共演说。

米契尔说："我瘫痪之前可以做 1 万件事，现在我只能做9000 件，我可以把注意力放在我无法再做好的 1000 件事上，或是把目光放在我还能做的 9000 件事上。告诉大家，我的人生曾遭受过两次重大的挫折，如果我能选择不把挫折当成放弃努力的借口，那么，或许你们可以用一个新的角度来看待一些一直使你们裹足不前的经历。你可以退一步，想开一点，然后你就有机会说：'或许那也没什么大不了的！'"

生活中，一些人被挫折击败的主要原因之一就是他们自认为可以被打败。而克服困难的一个最大的诀窍，就是永远不放弃希望，要相信自己可以击败困难，在得到上帝的帮助之后，便可以征服任何困难。为了做到这一点，你的心理及精神就要不断地成长。你要在心灵方面茁壮成长，换句话说，你必须比所遇到的困难更高、更壮才行。

1939 年，德国军队占领了波兰首都华沙，此时，卡亚和他的女友迪娜正在筹办婚礼。卡亚做梦都没想到，他在光天化日之下被纳粹推上卡车运走，关进了集中营。卡亚陷入了极度的恐惧和悲伤之中，在不断的摧残和折磨中，他的希望逐渐泯灭，精神遭受着痛苦的煎熬。

一同被关押的一位老人对他说："孩子，你只有活下去，才有与你的未婚妻团聚的希望。记住，活下去就是希望。"卡亚冷静下来，他下定决心，无论日子多么艰难，一定要保持积极的精神和情绪。

所有被关的人，他们每天的食物只有一块面包和一碗汤。许多人在饥饿和严酷刑罚的双重折磨下精神失常，有的甚至被折磨致死。卡亚努力控制和调适着自己的情绪，把恐惧、愤怒、悲观、屈辱等抛之脑后，虽然他的身体骨瘦如柴，但精神状态却很好，因为他满怀希望。

5 年后，集中营里的人数由原来的 4000 人到不足 400 人。纳粹党将剩余的人用脚镣和铁链连在一起，在隆冬季节，将他们赶往另一个集中营。许多人忍受不了长期的苦役和饥饿，最后死于茫茫雪原之上。在这人间炼狱中，卡亚奇迹般地活下来了。他不断地鼓舞自己，靠着坚忍的意志力和心中的希望维持着衰弱的生命。

1945 年，盟军攻克了集中营，解救了这些饱经苦难、劫后余生的犹太人。卡亚活着离开了集中营，而那位给他忠告的老人却没有熬到这一天。

若干年后，卡亚把他在集中营的经历写成一本书。他在前言中写道："如果没有那位老者的忠告，如果放任恐惧、悲伤、绝望的情绪在我的心间弥漫，很难想象，我还能活着出来。"

是卡亚自己救了自己，是他用积极乐观的希望救了自己。

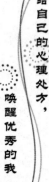

心理处方

生活中，有些人遇到挫折就灰心丧气、意志消沉，甚至用逃避来躲避厄运的打击，这是弱者的表现。每个人的一生中都可能有消沉的时候，居里夫人曾两次想过自杀，奥斯特洛夫斯基也曾用手枪对准过自己的脑袋，但他们最终都以顽强的意志面对生活，并获得了巨大的成功。可见，一时的消沉并不可怕，可怕的是在逆境中不能自拔，丧失希望。要是我们能在任何时候都心存希望，无疑生活最终会为我们开启另一扇门。

别拿失败不当经验

失败是人之常情，当失败之后，你能否及时总结出失败的原因，承认错误并且想法补救。"失败是成功之母"，只有在失败中总结经验，失败就是有意义的。

一件事情上的失败绝不意味着你的整个人生都是失败的，失败只是暂时的受挫，不要把它当成生死攸关的问题。不要被失败所困，花点时间找出失败的原因，并从中汲取教训。如果你不能摆脱失败的阴影，那么你将会裹足不前。相反，如果你能吸取失败的教训，你将会离成功更近一些。

相传清康熙年间，安徽青年王致和赴京应试落第后，决定留在京城，一边继续攻读，一边学做豆腐谋生。可是，他毕竟是个年轻的读书人，没有做生意的经验。夏季的一天，他所做的豆腐剩下不少，只好用小缸把豆腐切块腌好。但日子一长，他竟忘了有这缸豆腐，等到秋凉时想起来了，腌豆腐已经变成了"臭豆腐"。

王致和十分恼火，正欲把这"臭气熏天"的豆腐扔掉时，转而一想，虽然臭了，自己总还可以留着吃吧。于是，就忍着臭味吃了起来，然而，奇怪的是，臭豆腐闻起来虽有股臭味，吃起来却非常香。

于是，王致和便拿着自己的臭豆腐去给自己的朋友吃。好说歹说，别人才同意尝一口，没想到，所有人在捂着鼻子尝了以后，都赞不绝口，一致认为此豆腐美味可口。王致和借助这一错误，改行专门做臭豆腐，生意越做越大，而影响也越来越广。最后，连慈禧太后也慕名品尝了美味的臭豆腐，并对其大为赞赏。

从此，"王致和臭豆腐"身价倍增，还被列入御膳菜谱。直到今天，许多外国友人到了北京，都还点名要品尝这所谓"中国一绝"的王致和臭豆腐。

腌制的豆腐变臭的这次失败改变了王致和的一生。

所以在人生路上，遇到失败时我们要学会转个弯，把它作为一个积极的转折点，选择新的目标或探求新的方法，把失败作为成功的新起点。

学会从失败中获取经验，你就会获得最后的成功。

爱迪生从自己"屡战屡败"的经历中总结出一条宝贵的经验。他说："失败也是我需要的，它和成功一样对我有价值。只有在我知道一些不好的方法以后，我才知道做好一件工作的正确方法是什么。"从这个意义上，我们应该认识到挫折和险境未必不是机遇，我们不仅要把成功视为珍宝，也要把失败看作财富。

失败也是对人的意志的严峻考验。不明智的人，在成功面前就会骄傲自满；清醒的人，在失败面前更能锻炼自己的意志。我们在逆境中的表现是我们成熟与否和气质优劣的最好检验。真理在燧石的敲打下闪闪发光，失败就是锤炼人意志的燧石。那些献身于人类伟大事业的创造者，在接连不断的挫伤和失败面前，不但没有被压倒，反而变得更加坚强，表现出了坚定不移、向着既定目标前进的英雄气概。

失败是生活中的一个组成部分，是有所进取、求变创新和参与竞争的过程中一个正常的组成部分。只要你进取，就必然会有失误；只要你还活着，就绝不会彻底失败！既然如此，失败又有什么可怕呢？

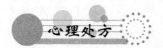

心理处方

对于一个志向高远、坚忍不拔的人来讲，失败只是意味着自己尚未成功。反败为胜，奋起努力，铸造新的辉煌是每一位有梦想、有抱负的人士必须掌握的一些技能：

1. 专注于自己的优势

一位有名的成功学家曾经花了十几年的时间研究，发现成功者的成功路径各不相同，但有一点却是相同的，就是扬长避短，发挥自己的长处，这是成功最大的机会。为此，他建议：要集中70%的精力专注于自己的长处。

2. 虚心求教

凡是成大事者都有这种乐于征询他人意见的好习惯。一个聪明、有所作为的大人物，要善于利用各种方法使人别主动向他提供意见，并且善于审查这些意见，从中摘取有益于自己的加以利用。

3. 坚持到底

成功者绝不放弃，放弃者绝不会成功。

成功的道路都是泥泞的道路

不要只羡慕鲜花的芬芳，没有泥土的滋养，鲜花就不会绽放。一分耕耘，总有一分收获，泥泞的道路上布满坚定的脚印，路的那一端才能真正通向成功，而成功的道路都是泥泞的。

"日本有个阿信，台湾有个阿进。"这是台湾的一句俗语。1999 年，这个叫"阿进"的出版了一本自传《乞丐囝仔》。面世后短短 15 天，便让为数十万以上的人潸然泪下。

那么，是什么让阿进成为全台湾乃至全中国人都深切关注的人物呢？他又是用什么故事引来了人们的无数眼泪呢？下面，我们就来听听他的自述吧：

"我的父母都是乞丐，父亲是个瞎子，母亲是重度弱智，除了姐姐和我，几个弟妹也都是瞎子。由于穷，我们只能住在乱坟岗的墓穴里。我一生下来，就是和死人的白骨相伴的。能走路之后，我就跟着父母一起去乞讨。

"9 岁时，有人对我父亲说，你该让你儿子去读书，要不他长大了只能当乞丐。于是，父亲就把我送到了学校。上学的第一天，老师首先给我洗了澡，因为他看我实在是脏得不行了——那是我人生当中第一次洗澡……

"为了供我读书，还不满13岁的姐姐去卖身。这样，照顾父母和弟妹的重担便落到了我的肩上。我从来不缺课，每天一放学就去讨饭，然后用讨来的饭喂父母，尤其是母亲。由于智商太低，母亲从来不懂得照顾自己，每次来月经都是我给她换草纸……

"读完初中后，我考上了一所中专学校。再后来，我竟然还获得了一个女同学的爱情。但是未来的丈母娘却用扁担把初次上门的我打了出来，她说'天底下都找不出他家那样的一窝人'，然后把女儿锁在家里，再也不允许我俩见面了……

"听到这里，你们一定会认为我的心里充满了苦涩，充满了对苦难生活的诅咒和抱怨，可是我要说，不！我对生活充满了感恩之情。真的，我从来不曾抱怨过，我感谢上苍，感谢它给我安排的一切！

"我感谢我的父母，他们虽然瞎了，却给了我生命，至今我都还是跪着给他们喂饭的；我还感谢苦难的命运，是苦难给了我磨炼，给了我这样一个与众不同的人生；我也感谢我的丈母娘，是她用扁担打我，让我知道要想得到爱情，我必须奋斗、必须有出息……"

看到这里，你感动了吗？那就记住这个故事的主人公吧！他叫赖东进，是台湾地区1999年度的十大杰出青年之一。现在，他是一家专门生产消防器材的大公司的老板，而且还是一位著名的作家。

真金不怕火炼，是宝石最终一定会发光。

正如华盛顿所言："衡量一个人成功与否，不全是以他在生活中所得到的地位为标准的，而是以他在努力通往成功的路上越过的障碍多少作为尺度的。"

深山里有两块石头，第一块石头对第二块石头说："去经一经路途的艰险坎坷和世事的磕磕碰碰吧，搏一搏，也不枉来此世一遭。"

"不，何苦呢?"第二块石头嗤之以鼻，"安坐高处一览众山小，周围花团锦簇，谁会那么愚蠢地在享乐和磨难之间选择后者?再说，路途的艰险磨难会让我粉身碎骨的!"

于是，第一块石头随溪流滚涌而下，历尽了风雨的磨难，它义无反顾、执著地在自己的路途上奔波。第二块石头讥讽地笑了，它在高山上享受着安逸和幸福，享受着周围花草簇拥的畅意抒怀，享受着盘古开天辟地时留下的那些美好的景观。

许多年以后，饱经风霜、历尽尘世之千锤百炼的第一块石头和它的家族已经成了世间的珍品、石艺的奇葩，被千万人赞美称颂，享尽了人间的富贵荣华。第二块石头知道后，有些悔不当初，现在它想投入世间风尘的洗礼中，然后得到像第一块石头拥有的那种成功和高贵，可是一想到要经历那么多的坎坷和磨难，甚至满身疮痍、伤痕累累，还有粉身碎骨的危险，便又退缩了。

一天，人们为了更好地保存那石艺的奇葩，准备为它修建一座精美别致、气势雄伟的博物馆，建造材料全部用石头。于是，他们来到高山上，把第二块石头粉了身、碎了骨，给第一块石头盖起了房子。

第一块石头选择了艰难坎坷，自愿望放弃享乐，所以它成了珍品，成了石艺的奇葩。而第二块石头，贪图一时的安逸，不仅最后落得粉身碎骨的下场，而且成了废物。

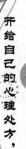

心理处方

　　"自古英雄多磨难，从来纨绔少伟男。"一个人只有经受生命的雕琢，才能迸发出强大的生命潜能，才能走上奋发图强的道路。